Carl-Auer

Diana Drexler

# Einführung in die Praxis der Systemaufstellungen

2015

Umschlaggestaltung: Uwe Göbel
Satz: Verlagsservice Hegele, Heiligkreuzsteinach
Printed in the Czech Republic
Druck und Bindung: FINIDR, s. r. o.

MIX
Papier aus verantwortungsvollen Quellen
FSC® C014138
www.fsc.org

Erste Auflage, 2015
ISBN 978-3-8497-0081-2


Bibliografische Information der Deutschen Nationalbibliothek:
Die Deutsche Nationalbibliothek verzeichnet diese Publikation in der Deutschen Nationalbibliografie; detaillierte bibliografische Daten sind im Internet über http://dnb.d-nb.de abrufbar.

Informationen zu unserem gesamten Programm, unseren Autoren und zum Verlag finden Sie unter: www.carl-auer.de.

Wenn Sie Interesse an unseren monatlichen Nachrichten aus der Vangerowstraße haben, können Sie unter http://www.carl-auer.de/newsletter den Newsletter abonnieren.

Carl-Auer Verlag GmbH
Vangerowstraße 14
69115 Heidelberg
Tel. +49 6221 6438-0
Fax +49 6221 6438-22
info@carl-auer.de

# Inhalt

# Einleitung

»Aufstellungsarbeit« hat wie kaum ein anderes szenisches Verfahren heftige fachliche Kontroversen ausgelöst und gleichzeitig eine starke Verbreitung im Praxisalltag von Beraterinnen und Therapeuten[1] erfahren. Obwohl der Ansatz vergleichsweise jung ist, gibt es inzwischen – je nach Ausrichtung und Handlungsschwerpunkt der Anwender – eine kaum überschaubare Anzahl und Vielfalt unterschiedlicher Richtungen und Vorgehensweisen. Erst beim Schreiben dieses Buchs wurde mir das Risiko bewusst, dass viele Aufstellerinnen wichtige Aspekte ihres Selbstverständnisses hier nicht oder nur unzureichend repräsentiert finden werden und dass sie bei der Beschreibung ihrer eigenen Arbeit andere Schwerpunkte setzen würden. Es stimmt, eine Einführung von so begrenztem Umfang kann den vielfältigen Entwicklungen dieses Ansatzes unmöglich gerecht werden. Der Versuch, einen kleinen gemeinsamen Nenner für »Systemaufstellungen« zu finden, wird niemanden ganz zufriedenstellen. So kann ich hier nur einige Charakteristika und Ausschnitte meiner eigenen derzeitigen Aufstellungspraxis beschreiben, die sich weitgehend auf die Darstellung von familienbezogenen Themen in der Gruppe beschränken.

Zum klassischen Familienstellen liegen seit der Erstveröffentlichung von *Zweierlei Glück* (Weber 1993) zahlreiche Buchveröffentlichungen vor, häufig kommentierte Transskripte der Arbeit von B. Hellinger. Ein Grundlagenwerk über die Prinzipien, Vorgehensweisen und Entwicklungen der Familienaufstellungen ist von J. Schneider (2014) erschienen. Zu ihrem spezifischen Ansatz der Strukturaufstellungen sei auf die zahlreichen Veröffentlichungen von M. Varga von Kibéd

1 Als Sprachregelung verwende ich teils die weibliche, teils die männliche Form.

und I. Sparrer hingewiesen (z. B. Sparrer 2004, 2006; Varga von Kibéd u. Sparrer 2008). In Abschnitt 8.3 finden Sie Beispiele einiger seit Längerem etablierter Aufstellungsformate für besondere Anwendungsfelder und Themenbereiche, die ich persönlich kenne. Für einen weiteren Überblick sei auf den Programmbereich »Systemaufstellungen« im Carl-Auer Verlag sowie auf die Fachzeitschrift *Praxis der Systemaufstellungen* der Deutschen Gesellschaft für Systemaufstellungen (DGfS) verwiesen.

Das hier beschriebene Modell könnte man als »systemisch integrativ« bezeichnen. Es verbindet Prinzipien und Vorgehensweisen systemischer Therapie der Heidelberger Schule, der »klassischen« Aufstellungsarbeit und phänomenologische Konzepte aus psychodynamischen sowie körperorientierten Therapietraditionen. In jüngerer Zeit werden Erkenntnisse der Neurowissenschaften und der Bindungsforschung berücksichtigt und daraus Vorgehensweisen bei verschiedenen Themenschwerpunkten (z. B. Symptomaufstellungen, Aufstellungen von Ego-States) und für das Einzelsetting entwickelt. Ihre Darstellung wird an anderer Stelle erfolgen.

Und noch eine Anmerkung vorweg: Dieses Buch hat mich in eine Zerreißprobe zwischen »inneren Stimmen« gebracht, die mich zeitweise verzagen und fast aufgeben ließ. Die »Aufstellerin« in mir findet sich in den theoretischen Beschreibungsversuchen nicht wieder: »Nichts von der Atmosphäre, nichts von der Magie des Augenblicks, nichts vom inneren Wachsen der Sätze, nichts von der emotionalen Berührung, wenn etwas Stimmiges geschieht. Nichts davon ist in den dürren Theoriesätzen zu finden.« Die kognitive Stimme und »Theorieinteressierte« in mir ist völlig befremdet, wenn sie das, was in einer konkreten Aufstellung passiert, auf Papier geschrieben sieht: »›Du bist mein Vater, ich bin deine Tochter‹, ›Du bist tot, ich lebe noch ein bisschen, dann komme ich auch‹ – was sollen die Kollegen denken, was du da eigentlich machst??!« Eine innere Aufstellung löste das Problem nicht, macht es jedoch etwas erträglicher: Beide Stimmen kriegen einen Platz, die »Metainteressierte« und die Aufstellerin, und die Leserin wird mal die eine und mal die andere sprechen hören. Erika Lützner-Lay, Rudolf Klein und Gunthard Weber wurden als Zeugen und Vermittler ins innere Bild dazugestellt. Und als tröstende Ressource spiele ich immer mal Valérys Variation von Descartes ein: »Manchmal denke ich; und manchmal bin ich« (Valéry u. Stölzl 2011, S. 84).

Vielleicht kann die Lektüre ja den »Appetit anregen« für eigene Erkundungen bezüglich der Frage, worin der Zauber der Aufstellungsarbeit liegt – und wo gängigen Praktiken eine Entzauberung guttut.

# 1 Systemaufstellungen – eine Kurzbeschreibung

Bei Systemaufstellungen kann man als *System* jede Gruppierung aus individuellen Elementen bezeichnen, die sich durch eine Grenze gegenüber der Umwelt unterscheidet. Die Systemelemente interagieren in bestimmten Prozessen und Strukturen, die sich wechselseitig bedingen und durch Feedback weiterentwickeln. Dadurch ist jedes System mehr als die Summe seiner Teile. Aus dieser Sicht lassen sich tendenziell unbegrenzt viele unterschiedliche Systemtypen und Systemaufstellungen unterscheiden. Die hier dargestellten basalen Strukturen und daraus abgeleiteten Charakteristika für die Praxis von Systemaufstellungen beziehen sich vor allem auf *familiäre Systeme*. Ob und wie weit sie sich auf andere Systemtypen übertragen lassen (Arbeitssysteme, Organisationen, psychische Systeme, Körpersysteme, Entscheidungsstrukturen etc.), kann hier anhand von Beispielen nur andeutungsweise diskutiert werden, wird aber für konzeptionelle Weiterentwicklungen des Ansatzes bedeutsam sein.

Trotz der Vielfalt verschiedener Aufstellungsformate gibt es doch prinzipielle Abgrenzungen und Unterscheidungsmöglichkeiten der Aufstellungsarbeit hinsichtlich anderer szenischer Gruppenansätze (Skulpturen, Psychodrama, Familienrekonstruktion, Arbeit mit dem Familienbrett). Die mangelnde Berücksichtigung dieser Unterschiede führt in der therapeutischen Landschaft immer noch zu einiger Verwirrung bei der Rezeption. Im Folgenden werden einige *Charakteristika von Aufstellungsarbeit* im hier gemeinten engeren Sinn aufgeführt, die als erste Orientierung dienen mögen:

- Als Aufstellung wird hier eine Arbeitsweise bezeichnet, bei der der Klient mithilfe von systemfremden Repräsentanten sein inneres Bild bezüglich eines Themas oder eines Systems im Raum positioniert.

- Der Aufstellung geht eine Klärung des Anliegens voraus, bei der Art und Anzahl der aufzustellenden Elemente vereinbart werden. Wer oder was durch Stellvertreter repräsentiert wird, hängt vom Fokus des gewählten Themas ab: Es kann sich um Einzelpersonen (z. B. aus dem Herkunfts- oder Gegenwartssystem) oder um Personengruppen (z. B. Abteilungen einer Firma), um innere Stimmen oder Ich-Zustände oder um abstrakte Elemente (z. B. Ideen, Werte, Ziele etc.) handeln.
- Bei Familienaufstellungen werden – je nach Thema – Informationen über die Systemmitglieder mehrerer Generationen in die Aufstellung einbezogen. Dies geschieht ausgehend von der Annahme, dass die Späteren in einem System auf unbewusste Weise mit den Früheren »verstrickt« sein können, besonders dann, wenn sie vergessen, verdrängt oder aus dem Familiengedächtnis ausgeschlossen sind.
- Bei den aufgestellten Bildern geht es nicht um die Darstellung konkreter Beziehungs- bzw. Konfliktsituationen. Die Aufstellende ist vielmehr aufgefordert, »Abstand von der Zeit« zu nehmen und ihr inneres Bild eines Systems gesammelt und wortlos so zu platzieren, wie es sich im Akt des Aufstellens entwickelt. Der Aufstellungsprozess selbst verläuft schweigend, ohne Requisiten und ohne Angaben zu Körperhaltung, Mimik oder Gestik der Akteure (anders als z. B. im Psychodrama oder in der Skulpturarbeit).
- Als Stellvertreter bzw. Repräsentanten fungieren in der Regel nicht Beteiligte des gestellten Systems, sondern Gruppenteilnehmer, die wenig über die Geschichte der Klientin und das aufgestellte System wissen.
- Informationsquellen für die Repräsentanten sind das Vorgespräch (die Anliegenklärung) mit der Klientin und ihre eigene Positionierung bzw. ihr Platz im Raum (im Sinn von Nähe/Distanz, Zu- oder Abgewandtsein, Blickrichtung). Bei sogenannten verdeckten Aufstellungen wissen weder die Repräsentanten noch die Kursleiterin, wer wen verkörpert.

Hier wird ausschließlich mit den Strukturen, nicht mit Inhalten gearbeitet.
- Die Repräsentanten werden von der Leitung in Bezug auf ihre Empfindungen auf den Plätzen befragt. Dabei kommt es häufig vor, dass sie über Gefühle, Körpersymptome oder Bewegungsimpulse berichten, die von den zuschauenden Klienten als sehr stimmig hinsichtlich ihres Systems erlebt werden.
- In Abstimmung mit den Aussagen der Repräsentanten und der Klientin nimmt die Aufstellungsleiterin Umstellungen im Bild vor oder lässt sich die Repräsentanten eigenständig bewegen – auf der Suche nach einem besseren Platz und nach unterstützenden Kräften und Ressourcen für die Klientin in ihrem Bild.
- Auf dem Weg hin zu einem (vorläufigen) Abschlussbild erfolgen verschiedene Interventionsschritte (Prozessarbeit), dabei kommt der Durchführung bestimmter Rituale durch Sätze und/oder Handlungen eine besondere Bedeutung zu. Diese (Sprach-)Handlungen werden von den Repräsentanten »stellvertretend« und/oder von der Klientin selbst vollzogen. Während der Prozessarbeit oder spätestens am Schluss wird die Klientin eingeladen, sich in ihr Bild zu stellen, zu spüren, wie es sich aus der Innenperspektive anfühlt, und einzelne Prozessschritte nachzuvollziehen und körperlich zu ankern.

Zusammengefasst, sind es im Vergleich mit anderen szenischen Gruppenverfahren wohl vor allem die vermeintliche Einfachheit und Schlichtheit, das Vermeiden einer Metakommunikation zugunsten direkter Aktion im Bild und die starke Emotionsfokussierung, die auch bei Repräsentanten und anderen Gruppenteilnehmern ein unmittelbares Evidenzgefühl des Erlebten erzeugen können und die sowohl die Wirkkraft als auch die mögliche Problematik dieser Arbeitsweise ausmachen.

# 2 Zur Geschichte der Aufstellungsarbeit

»Klassische« *Aufstellungsarbeit* in Deutschland ist stark mit der Person Bert Hellingers verknüpft. Er hatte als Priester bis 1968 eine Missionsschule in Südafrika geleitet, war nach seiner Rückkehr 1971 aus dem Orden ausgetreten und hatte auf der Grundlage verschiedener therapeutischer Ausbildungen seine verdichtete und stark leiterzentrierte Form des Familienstellens entwickelt. Seine Thesen über Struktur und Dynamik in Familien haben Vorläufer im Mehrgenerationenansatz von Boszormenyi-Nagy, praktische Einflüsse kamen aus familientherapeutischen Ansätzen (T. Schönfelder, V. Satir), der Primärtherapie (A. Janov), der Skriptanalyse (E. Berne) und den hypnotherapeutischen Geschichten von M. Erickson.

Die Anfänge des hier vorgestellten Ansatzes sind eng mit der Gründungsgeschichte des Wieslocher Instituts für Systemische Lösungen (WISL) verknüpft. Sein Gründer Gunthard Weber war wesentlich an der Entwicklung der sogenannten Heidelberger systemisch-konstruktivistischen Familientherapie um H. Stierlin beteiligt. Als er 1993 das erste Buch über die Aufstellungsarbeit (*Zweierlei Glück*, Weber 1993) mit dem (damaligen, inzwischen veränderten) Untertitel *Die systemische Psychotherapie Bert Hellingers* veröffentlichte, führte dies zu heftigen Diskussionen und Abgrenzungserklärungen in der systemischen Landschaft, und viele der Prinzipien und Vorgehensweisen beim Aufstellen wurden als unvereinbar mit grundlegenden Prämissen der systemischen Therapie erklärt. Weber hingegen vertrat die Auffassung, dass systemisch-konstruktivistisches Denken und der Geist der Aufstellungsarbeit gar nicht so verschieden seien und dass beide Ansätze einander befruchten und sich mit ihren Fokussierungen und Vorgehensweisen gut ergänzen können. 1999 verließ er die Internationale Gesellschaft für Systemische Therapie (IGST) und gründete das WISL als Ausbildungsinstitut, in dem seither sowohl Fort- und Weiterbildungen für systemische Therapie und Beratung mit dem Schwerpunkt »systemisch-konstruktivistisch« als auch für Systemaufstellungen angeboten werden.

In den Folgejahren entstand um B. Hellinger und um die Aufstellungsarbeit ein einzigartiger, polarisierter »Hype« von Idealisierungen und Anhängerschaft auf der einen und Distanzierungserklärungen vor allem in akademischen Kontexten bis hin zur Diskreditierung auch seriöser Aufstellungskollegen auf der anderen Seite. Dabei mögen u. a. folgende Aspekte eine Rolle gespielt haben:

- »Aufstellungsarbeit nach Bert Hellinger« wurde überraschend auch in breiten Bevölkerungsschichten populär. Es fanden zahlreiche Großveranstaltungen mit ihm statt, bei denen er u. a. auch mit psychisch und körperlich Schwerkranken auf der Bühne arbeitete. Eine Fülle von Transkripten und Verfilmungen dieser Auftritte wurde veröffentlicht. Gleichzeitig lehnte er es unter Berufung auf »phänomenologisches Schauen« ab, seine Vorgehensweisen und Interventionen bei diesen Veranstaltungen transparent zu machen oder zu diskutieren. Auch unter seinen Schülern war es in den Anfangsjahren verpönt, sich über die Evidenz des in Aufstellungen Erlebten hinaus einem fachlichen Diskurs anzuschließen. Fragen der Didaktik und Professionalisierung des Ansatzes werden bis heute unter Aufstellerkollegen kontrovers diskutiert.
- Dass B. Hellinger (außer einigen Nennungen von Therapeuten, die ihn beeinflusst haben) fast keine bibliografischen Hinweise auf seine theoretischen Wurzeln oder zumindest über praxeologische Parallelen gab, hat die Anschlussfähigkeit hinsichtlich therapeutischer Konzepte bedauerlicherweise erheblich verzögert – dabei finden sich doch eine Menge Bezüge seiner Arbeit zu soziologischen, anthropologischen und familientherapeutischen Konzepten. In Ver-

bindung mit seinem pastoralen Auftreten, der Verwendung »unmoderner« Begriffe (»Ebenbürtigkeit«, »Sippe«, »Herzensbindung«) und zum Teil apodiktisch und normativ anmutenden Aussagen über Ordnungen in Familien hatte diese Theorie- und Diskursfeindlichkeit fatale Folgen für die Rezeption der Methode in der therapeutischen Fachwelt. Eine theoriegeleitete Auseinandersetzung mit seinen Thesen fiel quasi aus – allerdings auch, weil die Auseinandersetzung vonseiten der Kritiker zum Teil äußerst polemisch, unseriös und ebenfalls keineswegs wissenschaftlich geführt wurde (z. B. Goldner 2003).

- Systemische Therapie konstruktivistischer Prägung hatte sich seit den 1980er-Jahren nach verschiedenen Abgrenzungskonflikten mit der Familientherapie und anderen (therapiefremden) systemischen Ansätzen als eigenständige Methode entwickelt. 1996 war das erste *Lehrbuch der systemischen Therapie und Beratung* (von Schlippe u. Schweizer 2003) erschienen, gleichzeitig blieb der Ansatz aus dem Abrechnungskanon der Krankenkassen ausgeschlossen, und der Kampf um die wissenschaftliche Anerkennung sollte noch bis 2008 dauern. Da wird im Nachhinein verständlicher, mit welcher Massivität die Vertreter einer noch jungen Therapieschule ihren theoretischen Hintergrund und ihre Praxis gegenüber umstrittenen Ideen und Praktiken verteidigt haben. Es galt wohl, »Abweichungen« einzudämmen, und mit der eigentlich theorieimmanenten Vielfalt systemischer Ableger aus den eigenen Reihen wurde nicht zimperlich umgegangen. Beide systemischen Fachgesellschaften (Systemische Gesellschaft, SG; Deutsche Gesellschaft für Systemische Therapie und Familientherapie, DGfS) distanzierten sich in öffentlichen Erklärungen von der »Aufstellungsarbeit nach B. Hellinger« als »systemisch«.
- Aufseiten der Kritiker wird z. T. bis heute eine unsachliche Gleichsetzung der Person B. Hellingers mit dem Ansatz vorgenommen, ohne eigenständigen Varianten und Weiterent-

wicklungen der Methode »nach Hellinger« im zeitlichen Sinn Rechnung zu tragen. Das ist wenig nachvollziehbar, denn es entstanden schon früh differenzierte Weiterentwicklungen und von B. Hellinger unabhängige Ansätze (siehe Kap. 7).

B. Hellinger selbst hat sein methodisches Vorgehen und die Bezeichnungen für seine Arbeit über die Jahre hinweg immer wieder stark verändert (»Bewegungen der Seele«, »geistiges Familienstellen«, »praktische Philosophie«, »Lebensschule«) und hat sich inzwischen von einer therapeutischen Ausrichtung seiner Arbeit distanziert.

Seit etwa 2000 haben sich die Diskussionen versachlicht, Aufstellungselemente sind in den Ausbildungsformaten vieler anerkannter Therapie- und Beratungsrichtungen zu finden. Es gibt einen berufsübergreifenden Fachverband (Deutsche Gesellschaft für Systemaufstellungen, DGfS) und eine internationale Gesellschaft (International Systemic Constellation Association, ISCA). 2013 wurde eine Fachgruppe »Systemische Aufstellungen« der Deutschen Gesellschaft für Systemische Therapie, Beratung und Familientherapie (DGSF) gegründet. Die Methode findet auch in unterschiedlichen nichttherapeutischen Anwendungsbereichen wie Weiterbildung, Supervision, Wirtschaft und Politik reges Interesse. Zahlreiche Hinweise auf ihre hilfreiche Wirkung werden in jüngerer Zeit durch wissenschaftliche Studien bestätigt. So zeigt die erste RCT[2]-Studie (Weinhold et al. 2014, S. 48) mit einer nichtklinischen Stichprobe von 208 Teilnehmern nach einem dreitägigen Aufstellungsseminar positive Auswirkungen auf zentrale Variablen psychischer Gesundheit, die auch vier Monate nach der Intervention stabil blieben. Die Untersucher gehen davon aus, dass Systemaufstellungen individuelle und interpersonelle Prozesse auslösen, wie z. B.

2 Randomized Controlled Trial.

> »Beziehungen innerhalb des Herkunfts- oder Gegenwartssystems zu klären, eine ressourcenorientierte Sicht auf das eigene System einzunehmen, biografische Vergangenheitsbewältigung anzustreben sowie Zukunftsperspektiven zu entwickeln.«

Ob Aufstellungsarbeit lediglich eine »Technik« oder Methode ist, die in den gängigen Therapierichtungen »aufgehen« wird, oder ob sie sich als eigenständiger Ansatz erhalten und weiter etablieren kann, lässt sich derzeit nicht absehen.

# 3 Grundlagen der Systemaufstellungen

## 3.1 *Systemtheorien und Phänomenologie*

»Man sollte also nicht einen Plan haben, den man durchführen will, sondern auf Gelegenheiten warten: Wann ergibt sich ein Moment, der sofort wieder verschwindet, in dem man etwas sagen kann, was man niemals vorher und niemals hinterher mit der Überzeugungskraft, die sich aus dem Moment ergibt, sagen kann?« (Luhmann 1988, S. 129).

Phänomenologie und Systemtheorien gelten als zwei der einflussreichsten Ansätze der zeitgenössischen Philosophie. In unserem Kontext kann keine Betrachtung der philosophisch-wissenschaftstheoretischen Grundlagen und ihres wechselseitigen Verhältnisses vorgenommen werden, zumal auch innerhalb beider Traditionen zahlreiche verschiedene Denkansätze existieren. Es werden lediglich einige Grundannahmen zusammengefasst, denen der interessierte Leser, die interessierte Leserin bei der vertiefenden Lektüre begegnen wird. Dabei lassen sich Gemeinsamkeiten und Unterschiede finden, die sich für die Aufstellungspraxis gewinnbringend nutzen lassen.

### 3.1.1 Systemtheoretische Grundannahmen

Systemtheorien beziehen sich transdisziplinär auf die komplexen Interaktionen von Systemen mit ihrer Umwelt. Ihre Vertreter berufen sich auf spezifische erkenntnistheoretische Positionen sowie systemwissenschaftliche und biologische Konzepte wie das Autopoiese-Konzept und die Kognitionstheorie (H. Maturana, F. Varela), die Kybernetik 2. Ordnung (H. von Foerster), den radikalen Konstruktivismus (E. von Glasersfeld), die soziale Systemtheorie (N. Luhmann) und den sozialen Konstruktionismus (K. Gergen, H. Anderson).

Folgende *Grundannahmen von Systemtheorien* sind für die Konzeptualisierung der systemisch-konstruktivistischen Therapie praxisrelevant:

- Ein System ist eine Gruppe von Elementen, zwischen denen Beziehungen bestehen, und welche durch eine Grenze von ihren Umwelten getrennt ist.
- Menschen sind komplexe Einheiten aus verschiedenen Systemtypen: biologischem System (Körper), psychischem System (Gedanken, Gefühle) und sozialem System (Kommunikation). Sie sind prinzipiell voneinander unabhängig und operational geschlossen, aber zirkulär aufeinander bezogen. Die Theoriebildung zur Interaktion dieser Systeme ist bisher wenig ausformuliert. Zu ihrem Zusammenspiel greift man auf den Begriff der strukturellen Kopplung (Maturana und Varela) zurück. Er besagt, dass sich autonome, organismische Systeme wechselseitig als Umwelten erfahren und irritieren, aber nicht instruktiv und kausal beeinflussen können.
- Die Sinne transportieren nur Information, nicht Bedeutung. Das Nervensystem unterscheidet nicht zwischen äußeren und inneren Stimuli, zwischen realem Ereignis und Illusion. Bedeutungsgebung für biologische, soziale und psychische Ereignisse ist also immer eine subjektive Konstruktion. Das, was wir als Wirklichkeit bezeichnen, ist immer abhängig von unseren Bewusstseinsakten.
- In der sogenannten Kybernetik 2. Ordnung wird der Beobachter als Teil der Welt begriffen, die er beobachtet und mit hervorbringt. Nach dieser Auffassung kann der Beobachter nicht von außen und objektiv wahrnehmen, sondern ist selbst aktiv und interpretierend am Wahrnehmungsprozess beteiligt.
- »Wahrheit« ist subjektiv, sie wird nicht gefunden, sondern erfunden und ausgehandelt. Dadurch gewinnen Kommunikation und »Linguieren« (Maturana) an Bedeutung. Menschen versuchen, ihre prinzipielle subjektive Unterschiedenheit durch Sprache zu überwinden.

Systemische Therapie wird von ihren Vertretern als eigenständiger Therapieansatz definiert, der Systemtheorien für den professionellen Umgang mit therapeutischen Fragestellungen nutzbar macht. Seit den 1990er-Jahren entstanden verschiedene Ausdifferenzierungen und Ergänzungen, z. B. die Kurzzeittherapie (S. de Shazer), narrative Ansätze (M. White und D. Epston, H. Goolishian), die systemisch-hypnotherapeutischen Konzepte (G. Schmidt, B. Trenkle).

Die oben genannten Grundannahmen systemischer Theorie haben für eine *systemisch-therapeutische Praxis* folgende Implikationen:

- Beziehungen (z. B. von Familienmitgliedern) werden ständig neu miteinander ausgehandelt und »konstruiert«. Auch Symptome sind nur aus dem sozialen Kontext heraus verstehbar, in den sie eingebettet sind. Dabei werden Symptome als Ausdruck des spezifischen Zusammenspiels zwischen dem psychischen, biologischen und sozialen System verstanden und konstruiert. Wann, wo, in welcher Situation ein (symptomatisches) Verhalten gezeigt wird, hängt immer auch vom Verhalten der anderen Beteiligten ab (Zirkularität): *Das Tun des Einen ist das Tun des Anderen* (H. Stierlin 1976).
- Da Menschen prinzipiell autonome Wesen und von außen nicht steuerbar sind, können Interventionen die Strukturen von Lebewesen lediglich »stören«, nicht determinieren. Damit erübrigen sich auch Ideen von ätiologisch begründeter Diagnostik und kausal ansetzbaren »Eingriffen«. Ihre Wirksamkeit hängt ausschließlich von der Struktur des jeweiligen Lebewesens und der Passung der Intervention für den jeweiligen Organismus ab, nicht von der Intervention selbst.
- An die Stelle kausaler Hypothesen und Interventionen tritt als Aufgabe von Therapie die Schaffung von geeigneten sozialen Randbedingungen, die Hilfesuchende darin unterstützt, Veränderungen im Sinne ihrer eigenen Wünsche und Möglichkeiten vorzunehmen – ohne dass sie störungsspezifisch eingeordnet werden müssten.

- Therapeutisches Handeln orientiert sich am Anliegen und Auftrag des Klienten. Es erfordert die besondere Berücksichtigung vorhandener Ressourcen und bisheriger Lösungsversuche statt der Fokussierung auf Problemverstehen und indikationsspezifischer Techniken.
- Erleben ist nicht direkt zugänglich und beobachtbar. Man kann sich ihm nur per Kommunikation zu nähern versuchen. Kommunikation hat eine zentrale Bedeutung sowohl bei der Erzeugung als auch bei der Bewältigung von Problemen. Entsprechend bestehen »klassische« systemische Interventionen hauptsächlich aus unterschiedlichen Fragetechniken, (Abschluss-)Kommentaren oder Handlungsvorschlägen bzw. -aufgaben.

### 3.1.2 Phänomenologische Haltung und Vorgehensweisen

*»No memory, no desire, no understanding.«*

W. Bion

Phänomenologie als eigenständige philosophische Richtung wurde Anfang des 20. Jahrhunderts von E. Husserl begründet, weitere berühmte Vertreter sind z. B. A. Schütz, M. Merleau-Ponty, P. Ricœr und M. Heidegger. Ausgangspunkt von Husserls Überlegungen war seine Kritik an den Naturwissenschaften seit Ende des 19. Jahrhunderts, die die Möglichkeit objektiver Erkenntnisse, losgelöst von der subjektiven Perspektive des Untersuchenden, postulieren und anstreben. Phänomenologie im Verständnis von Husserl beansprucht im Gegensatz dazu gerade nicht, Aussagen über die Wirklichkeit an sich zu machen, sie zu finden oder zu »schauen«. Vielmehr geht es Husserl darum, *wie* Phänomene im Bewusstsein erscheinen und *wie* sich die Beziehung von Subjekt und Welt konstituiert. Phänomenologie in diesem Sinn ist die *Grundlagenwissenschaft der subjektiven Erfahrung*. Zentrale Aspekte dieser Erfahrung sind Raum, Zeitlichkeit, Leiblichkeit und intersubjektive Beziehungen.

Folgende Annahmen sind in unserem Zusammenhang bedeutsam:

- Ursprung von Erkenntnisgewinnung ist alles, was sich der sinnlichen Wahrnehmung unmittelbar zeigt (Phänomene). Auf Annahmen über die tatsächliche Existenz dieser Phänomene wird verzichtet.
- Für den Erkenntnisweg nach Husserl (1950) gilt die Devise: »Zurück zu den Sachen selbst.« Ziel ist es, das Wahrgenommene möglichst störungsfrei und bei weitreichender Abschaltung von Umwelteinflüssen, Vorurteilen, subjektiven Erfahrungen, gelerntem Wissen etc. zu beschreiben. Wichtige Aspekte dieser streng an Phänomenen orientierten Beschreibung sind Epoche *[epoché]* (Enthaltung, Innehalten) und eidetische Reduktion (In-Klammer-Setzen der mit einer Wahrnehmung verbundenen Meinungen). Epoche *[epoché]* und eidetische Reduktion sind anzustreben, aber in der Praxis letztlich nie erreichbar. Deshalb erfolgt Verstehen nicht aus einer objektiv »richtigen« Beschreibung der Phänomene, sondern immer vorläufig aus einem ständigen selbstkritischen Sicheinlassen auf das, was sich gerade zeigt. Phänomenologisch orientierte Therapeuten werden es also möglichst zu vermeiden suchen, subjektive Erfahrungen des Gegenübers mit eigenen vorgefassten Bedeutungen zu versehen. Wesensschau ist demnach keine Eingebung, sondern vielmehr ein aktiver, kontinuierlicher Abstraktionsvorgang.
- Phänomenologische Wahrnehmung geht insofern über Beobachten hinaus, als möglichst alle zur Verfügung stehenden Sinne einbezogen werden bei gleichzeitigem Wissen, dass diese Sinne wiederum vielfältigen Störeinflüssen unterliegen. Sie zielt nicht auf die Erfassung einer ontischen Wirklichkeit, sondern ganz auf den Wahrnehmungsakt selbst, auf das Pendeln zwischen Selbst- und Fremdwahrnehmung und die Minimierung von Einflüssen, unter denen wir unsere Wirklichkeit konstruieren.

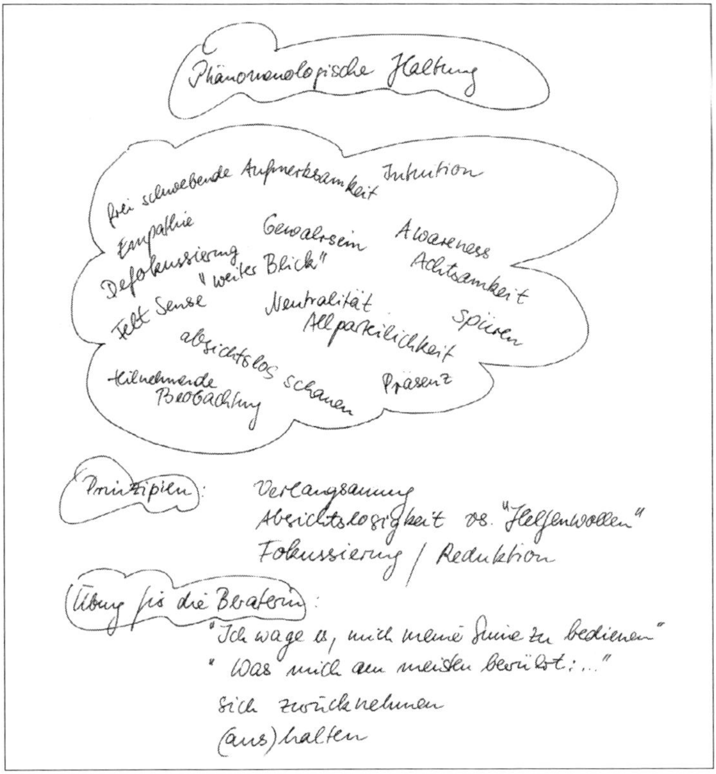


*Abb. 1: Phänomenologische Haltung (Arbeitsblatt aus einem Weiterbildungsseminar)*

In psychotherapeutischen Richtungen wurde die Phänomenologie als erkenntnistheoretisches »Werkzeug« im Sinn einer therapeutischen Haltung und entsprechenden methodischen Vorgehensweisen bedeutsam. Gemeinsam sind diesen Ansätzen die Vorsicht bezüglich schneller Erklärung und Deutung, die Warnung vor allgemeinen Theorien und die Achtung vor der jeweils anderen subjektiven Erfahrung. Erfahrungs- und erlebnisorientierte Vorgehensweisen finden sich zum Beispiel in der Gestalt- (F. Perls), Gesprächs- (C. Rogers), Logotherapie

(V. Frankl) und in existenziellen Therapietraditionen (L. Binswanger, M. Boss, I. Yalom). K. Jaspers begründete eine phänomenologische Psychopathologie, deren Hauptziel ein vertieftes und wissenschaftlich entwickeltes Verständnis der subjektiven Erfahrung psychisch Kranker ist; wichtiger Vertreter einer phänomenologischen Psychiatrie und Psychotherapie heute ist der Psychiater und Philosoph T. Fuchs (z. B. 2009, 2013).

*Phänomenologie als angewandte Praxis* wird in therapeutischen Traditionen mit unterschiedlichen Begriffen verknüpft, zum Beispiel mit Beachten von Übertragung und Gegenübertragung, mit Empathie, freischwebender Aufmerksamkeit, Entleerung des Wahrnehmungsakts (siehe Abb. 1).

Will man Veränderungsprozesse anstoßen, reichen empathische Wahrnehmungsprozesse allerdings nicht aus. Vielmehr gilt es, die zugrunde liegenden Wahrnehmungen nachvollziehbar mitzuteilen, dem Gegenüber blinde Flecken »sichtbar« zu machen und ihm dadurch Möglichkeiten für neue Handlungsspielräume zu eröffnen. Als Merkmale des Vorgehens in der Aufstellungsarbeit sind im phänomenologischen Dreischritt (in Anlehnung an M. Heidegger) beschrieben:

- Reduktion und Voraussetzungslosigkeit (Ich weiß nichts, ich will nichts)
- Destruktion als Hinterfragung aller Annahmen (Ist es wirklich so?)
- Konstruktion (Was zeigt sich, wie wirkt es auf mich, womit hängt das zusammen?).

### 3.1.3 (Wie) Geht beides?

Eine eindeutige Definition und Zuordnung der Begriffe »Phänomenologie« und »Konstruktivismus« ist wegen ihrer unterschiedlichen Verwendung nur schwer möglich. Die immer wieder postulierte Polarität der theoretischen Konzepte beider Strömungen lässt sich bei näherem Hinsehen jedoch nicht einfach aufrechterhalten. Sowohl phänomenologische als auch konstruktivistische Ansätze gehen davon aus, dass wir die ontische Wirklichkeit nicht direkt erkennen können. In beiderlei Verständnis ist Welterfahrung immer subjektiv, und beide interessieren sich für die möglichen Faktoren, die Einfluss auf das Wahrgenommene ausüben. Phänomenologische Methodik fokussiert auf den Wahrnehmungsakt, darauf, wie er beeinflusst wird und wie wir zu gemeinsamen Erfahrungen kommen (Evidenz), konstruktivistische Methoden betonen das wahrnehmende Subjekt und die Unterschiede von Wirklichkeitskonstruktionen. Beide zusammengenommen weisen innere Zusammenhänge auf, die sich in der Aufstellungsarbeit idealtypisch nutzen lassen (siehe auch Sparrer 2004).

Die Frage, ob es eine beobachterunabhängige Wirklichkeit gebe, wird von den Konstruktivisten in der Regel verneint, von den Phänomenologen (hier Husserl) als sinnlos verworfen. Diese Frage muss m. E. in der Praxis auch gar nicht entschieden werden – natürlich machen wir uns letztlich immer einen Reim auf das, was uns gerade widerfährt. Dieser »Reim« (im Sinne einer narrativen Wirklichkeit) ist jedoch subjektivrelativ und abhängig von den Bedeutungsgebungen des Beobachters. Aus dieser Sicht sind Aufstellungen keine Abbildung des realen jeweiligen Systems, sondern ein subjektives Bild des Aufstellenden. Die Bilder verschiedener Mitglieder desselben Systems können höchst unterschiedlich, aber auch ähnlich ausfallen, und ein und dieselbe Person wird zu unterschiedlichen Zeitpunkten verschiedene Bilder stellen, je nach Absicht, Anliegen und Befinden. Die Unterschiedlichkeit der inneren Bilder im Sinne einer Entwicklung hin zu subjektiv empfunden »besseren« Bildern über einen gewissen Zeitraum (z. B. im Rahmen einer Therapie) ist ja gerade Ziel und »Erfolgskriterium« der Aufstellungsarbeit, ohne dass das aufgestellte System sich ändern müsste.

Sowohl Phänomenologen als auch Systemiker mahnen zur Urteilsenthaltsamkeit (systemisch: Neutralität). Gerade eine phänomenologische Haltung schult die Wahrnehmung im Sinne von Allparteilichkeit und Offenheit für alles, was sich in Interaktionen (hier: in der Aufstellung und in den Reaktionen aller daran Beteiligten) zeigt.

Die Therapeutin bemüht sich um einen »weiten Blick« und stellt ihre Wahrnehmungen im Prozess zur Verfügung, frei nach G. Webers Empfehlung, Hypothesen frei auszusprechen, ohne sie jedoch zu heiraten. Werden diese Hypothesen als Wissen verkauft und mit kausalen Erklärungen für bestimmte Probleme des Klienten oder gar mit normativen Handlungsanweisungen verknüpft und wird dies auch noch mit einem »phänomenologischen« Selbstverständnis begründet, dann wird eine erkenntnistheoretische Position zu Unrecht mit Praktiken gleichgesetzt, denen sie geradezu entgegengesetzt ist.

Gleich welcher Schule angehörend, laufen Helfer schnell Gefahr, »zu wissen«, gerade wenn sie nicht viel Selbsterfahrung haben und/oder unter Handlungsdruck stehen. Die Aufstellungsarbeit als stark leiterzentriertes Verfahren bietet hier – je nach Persönlichkeit der Leitung – in besonderem Maß Raum und Risiko für ungezügelten Intuitionismus und normatives (Besser-)Wissen.

In klassischen systemischen Settings wird mit den Beteiligten eines Systems über ihre Beziehungen »verhandelt«. Eine Aufstellung hingegen ist eine Einzelintervention in der Gruppe. Die Protagonisten der Aufstellung sind nicht Mitglieder des aufgestellten Systems und haben darüber wenige Informationen. Es wird vergleichsweise wenig auf der Metaebene im Sinne von »sprechen über« agiert, dies wird sogar vermieden. Stellenwert und Verwendung von Sprache sind bei Aufstellungen eine andere als bei klassisch-systemischen Vorgehensweisen. Erleben und Sprechen geschehen sozusagen 1:1, im direkten Kontakt mit den Teilnehmern in ihrem inneren Bild. Sprache dient vor allem dazu, Worte für die sinnliche Wahrnehmung und das innere Erleben zu finden. Dies ist eine große Herausforderung für alle Beteiligten, denn Erfahrungen durch sinnlichen Kontakt sind vor allem nichtsprachlicher Natur. Leider mussten viele von uns schon früh lernen, solche Erfahrungen zu leugnen oder nicht mehr darauf zu achten, da der kreuzmodale Abgleich von eigenem Spüren mit den Aussagen der Erwachsenen widersprüchliche Ergebnisse brachte. In der therapeutischen

Arbeit ist es eine besondere Aufgabe, eine Form der Kommunikation über diese Erlebensebenen (wieder) zu entdecken bzw. zu erfinden. Entsprechende Beschreibungsversuche verwenden meistens körperliche Metaphern oder poetische Bilder, die wissenschaftlich als schwer operationalisierbar kritisiert werden.

Ein Beispiel dafür ist der Begriff »Seele«:

> »Verwenden wir diesen Begriff nicht metaphysisch, sondern im phänomenologischen Sinn, dann ist er eine Metapher für eine Erfahrungsdimension, die sonst schwer zu beschreiben ist. Einen Zugang finden wir zum Beispiel über die Beschreibung eines körperlichen Vorgangs bei bestimmten Arten von Begegnungen mit anderen: Etwas ›geht auf oder zu‹ im Brustbereich. Dieses Auf- oder Zugehen könnten wir poetisch eine Bewegung der Seele nennen« (H. Beaumont, persönliche Mitteilung).

Im Aufstellungsprozess begeben sich also alle Beteiligten in einen Suchprozess, um ihr sinnliches Erleben zuzulassen und sprachlich verständlich zu machen. Das Vorgehen dabei könnte man »achtsamkeitsorientiert« nennen. Sehr einfach formuliert, bedeutet Achtsamkeit: Aufmerksam sein im Hier und Jetzt ohne Urteil und ohne Tun. Zuwendung, Wahrnehmung, Annahme (und eventuell Würdigung) kommen vor Veränderung und sind sowohl Metaprinzipien als auch Ziele dieses Prozesses. Sie beugen bei Klient und Therapeutin Veränderungsdruck und Aktionismus vor (s. a. Drexler 2012, S. 37 ff.).

Zusammengefasst, wird bei genauerer Beschäftigung mit den Begriffen deutlich, welche Verwirrungen B. Hellinger mit seiner Verwendung des Phänomenologiebegriffs und Gunthard Weber mit dem ursprünglichen Untertitel seines Buches von der Aufstellungsarbeit als »systemisch« ausgelöst haben. Jedenfalls lässt sich weder aus phänomenologischer noch aus systemischer Sicht rechtfertigen, wenn aus Aufstellungen Rückschlüsse auf eine ontische Wirklichkeit gezogen und wenn aus bestimmten Dynamiken normative Ordnungen und Regeln für Familien (und andere Systeme) abgeleitet werden. Hingegen lassen sich systemisch und phänomenologisch begründete Haltungen und Vorgehensweisen bei der hier beschriebenen Aufstellungsarbeit ideal ergänzen und ergeben ein spezifisches »Drittes«, wie es König (2004, S. 207) in Anlehnung an P. Fürstenau formuliert hat: »phänomenologisch wahrnehmen, systemisch-konstruktivistisch denken, flexibel auf eine offene Zukunft hin intervenieren«. Das wirft Fragen auf, wie der Ansatz gelehrt und gelernt werden kann, die an anderer Stelle diskutiert werden (siehe z. B. Drexler und Hilzinger 2015).

## 3.2 Mit beiden Augen sehen: Problem- und Ressourcenorientierung

Ein wichtiger Unterschied der Aufstellungsarbeit zu radikal systemischen und lösungsorientierten Ansätzen liegt in der *Beachtung des Problems* und in der Bedeutungsgebung seine Genese betreffend. Die Leiterin würdigt die geschilderten Belastungen, interessiert sich auch für Ursachenbeschreibungen. Problematische Empfindungen und Gefühle werden wahr- und ernst genommen, im Anfangsbild symbolisiert und ausgesprochen, ihre adaptive Information erschlossen und mögliche Handlungstendenzen erforscht. Das Ausgangsbild ist wichtig für die Hypothesenbildung und für alle weiteren Schritte, frei nach dem Motto, dass man einen Ort erst verlassen kann, wenn man dort angekommen ist (Greenberg 2011).

Gleichzeitig erfolgt bei der Problembeschreibung frühzeitig eine *Orientierung auf die gewünschte Zukunft*, auf vorhandene Potenziale und auf das, was funktioniert (hat). Die Fokussierung auf realistische und ausschließlich im eigenen Einflussbereich liegende Ziele lösen bei den Teilnehmern intensive innere Suchprozesse aus. Systemische Frageformen (positive Konnotation, Verschlimmerungsfragen, Blick zurück aus der Zukunft, Besinnung auf frühere, ähnliche Situationen) sind bei der Rundenarbeit und bei der Anliegenklärung hilfreich dafür, den Blick für eigene Handlungsspielräume zu weiten und die

Aufmerksamkeit auf eigene Lösungskompetenzen zu lenken.

Prozessforschungen zum Therapieerfolg lassen darauf schließen, dass

> »das Ausmaß bedürfnisbefriedigender Erfahrungen in der Therapiesitzung mehr zu einem produktiven Ergebnis der Therapiesitzung beiträgt als die Art, in der die jeweiligen Probleme behandelt werden« (Grawe 2004, S. 385).

Die Aufstellungsarbeit eignet sich besonders für eine *körperliche Ankerung* intensiver, positiver (Beziehungs-)Erfahrungen, weil Ressourcen sinnlich spürbar ins Bild gestellt werden können und positive Gruppenerfahrungen im Sinn von Zeugenschaft und Solidarität möglich sind.

Eine Abstimmung der Arbeit auf die (psychischen) Basisressourcen der Patientin ist sinnvoll, weil das Aufstellen des Problembilds und entsprechende Stellvertreterreaktionen eine Problemexposition mit starker emotionaler Wirkung darstellen können. Hier sind sogenannte Abwehrvorgänge der Klientin als potenzielle Ressourcen gegen Reizüberflutung zu würdigen und aufmerksam zu beachten – doch eigentlich sollte es zu ihnen erst gar nicht kommen müssen, wenn Überforderungszeichen sorgsam registriert und berücksichtigt werden. Gleichzeitig werden von Beginn an bis zum Ergebnisbild die Kompetenz und die Verantwortung der Klientin für »ihr« Bild hervorgehoben und respektiert.

Das sogenannte *Lösungsbild* meint nicht das Ende eines Problems, sondern es markiert einen etwas besseren Platz der Klientin in ihrem bisher entwickelten Aufstellungsbild und eine positive Veränderung ihres Empfindens in diesem Bild. Lösung kann auch darin bestehen, dass bestimmte Gefühle gezeigt und gewürdigt wurden und dass eine Anerkennung für Erlebtes und Erlittenes in der Gruppe stattfindet.

## 3.3 Mehrgenerationenperspektive

*»Keine Generation ist imstande, bedeutsamere seelische Vorgänge vor der nächsten Generation zu verbergen.«*

S. Freud (1913)

Bei Familienaufstellungen wird Familie nicht nur *gegenwärtig (horizontal)*, sondern inklusive der *Vergangenheit (vertikal)* betrachtet. Es werden Schicksale und Geschichten einbezogen, die im »Systemgedächtnis« gespeichert sind, und dieses Gedächtnis umfasst meistens 80 bis 100 Jahre bzw. drei bis vier Generationen. Aus dieser Sicht werden Partner, Kinder und Enkel in Konflikte gezogen, die eventuell weit zurückliegen, mit denen sie nichts zu tun haben, von denen sie bewusst nicht einmal wissen. Diese Themen bzw. Konflikte sind in Familien oft schon über Generationen hinweg da. Ein drastisches Beispiel für systemische Weitergabe ist die Logik der Blutrache: Tat folgt auf Tat, und der Ursprung des Konflikts ist von den Ausführenden oft gar nicht mehr rekonstruierbar.

Im deutschsprachigen Raum umfasst die derzeit relevante Zeitspanne für das Systemgedächtnis auch gravierende historische Wandlungen: Veränderungen von einer vorwiegend ländlich und familiär orientierten zu einer städtischen, individuumzentrierten Gesellschaft, zwei Weltkriege und ihre Folgen, deutsche Teilung und Wiedervereinigung, Veränderung der Geschlechterbeziehungen und eines patriarchalen Familienmodells bis hin zu fundamentalen Änderungen familiärer Strukturen (siehe König 2004). Die Therapeutin sollte historisches Wissen über diese Geschehnisse haben – denn hier geht es nicht nur um innerpsychische Realitäten, sondern auch um geschichtliche, bezeugte Ereignisse und Traumata.

Grundannahme mehrgenerationaler Sichtweisen ist, dass sich sozialhistorische Ereignisse, kulturelle Einflüsse und besondere Schicksale innerhalb von Familiensystemen in innerpsychischen Prozessen Einzelner »niederschlagen« können und dass es besonders unerledigte, konflikt- und schmerzhafte Themen und Affekte aus der familiären Vergangenheit sind, die durch multiple, intrafamiliäre Übertragungsprozesse bis ins Heute wirksam bleiben können. Dabei geht es nicht um Ursache-Wirkungs-Beziehungen oder Schicksalsglauben. Nach dem hier vertretenen Modell erfolgen transgenerationale Wiederholungen von Lebensthemen und Übertragungen an Personen späterer Generationen nicht zwangsläufig und automatisch, dem widerspricht u. a. die Resilienzforschung. Auch sollten schwerwiegende Ereignisse in Systemen nicht als Erklärungen für individuelles Schicksal herangezogen werden. Gleichwohl gibt es seit den 1960er-Jahren umfassende Forschungen zu den sozialhistorischen Dimensionen *transgenerativer Übertragungsphänomene*. Sie betreffen z. B. die Tradierung von Ideologien, Erziehungsidealen und Wertvorstellungen und die Folgen von Kriegseinflüssen wie Verlust von Angehörigen, Vertreibung, Flucht, Täter- und Opferdynamiken. Ebenfalls seit dieser Zeit gibt es eine wachsende Zahl von klinischen und empirischen Befunden über generationenübergreifende Kontinuitäten, z. B. bei Verletzung interpersoneller Grenzen (Misshandlung, Missbrauch), bezüglich Bindungsverhalten und verschiedenen klinischen Symptomen (z. B. bei Magersucht) bis hin zu schweren psychischen Störungen (siehe Cierpka 2008). In neueren Konzepten zur Mehrgenerationenperspektive werden psychodynamische Annahmen über die Weitergabe unbewusster Konflikte mit systemtheoretischen Perspektiven verbunden. Laut Reich, Massing und Cierpka (2007, S. 17) scheinen

> »schweren seelischen Störungen immer Traumatisierungen im Familiensystem oder des Familiensystems vorauszugehen, die oft schon in der Vorgeneration stattfanden, dort aber nicht verarbeitet werden konnten«.

Auch Forschungen aus den Trauma-, Bindungs- und Neurowissenschaften haben in jüngerer Zeit mögliche transgenerative Übertragungsmechanismen für Eigenschaften, Merkmale und Symptome aufgezeigt, die zu einem Paradigmenwechsel in den klassischen Vererbungsbegriffen geführt haben (Bauer 2002). Die Epigenetik beschäftigt sich mit Mechanismen der transgenerationalen Weitergabe, die nicht auf Abweichungen der DNA-Sequenz, sondern auf Änderungen der Genregulation und -expression beruhen. Offensichtlich können bestimmte schwerwiegende Lebenserfahrungen bei den Folgegenerationen der Betroffenen die Funktion ihrer Gene beeinflussen (*Spektrum der Wissenschaft* 2/2013). Dass frühere Generationen prägende positive und negative emotionale Erfahrungen auf bisher erst teilweise geklärten Wegen an spätere weitergeben, ist wahrscheinlich für das Überleben unserer Spezies wichtig gewesen, und transgenerationale Übertragungen z. B. von Traumata stellen lediglich einen Spezialfall dieser Mechanismen dar. Die Frage ist, ob und wie nachfolgende Generationen damit umgehen können und welche Möglichkeiten es gibt, diese Übertragungsdynamiken zu verändern.

Besondere Methoden bei der Arbeit mit mehrgenerativen Themen sind die Familienrekonstruktion, Genogrammanalysen, Mehrgenerationenfamiliengespräche und Familienaufstellungen, die sich in längeren Beratungsprozessen ideal verbinden lassen. Besonders Familienaufstellungen eignen sich für die Darstellung komplexer Dynamiken, weil hier Mehrgenerationenbilder nicht sequenziell, sondern »auf einen Blick« erfahrbar werden.

Ein Paar kommt in den Kurs wegen der unbegründeten, zunehmend einschränkenden Ängste der Frau um die beiden Kinder. Sie wolle die Kinder nicht mehr aus dem Haus gehen lassen, mache sich ständig Sorgen, dass ihnen etwas passieren könne. Die Aufstellung des Gegenwartssystems erbringt keine Hinweise, auch nicht das Hinzustellen der Eltern und Fragen zu ihrer Lebensgeschichte. Bezüglich Besonderheiten im Großelternsystem berichtet die Frau, ihre Großmutter mütterlicherseits habe noch sechs Geschwister gehabt, fünf davon seien früh gestorben, nur sie und ihr Bruder hätten überlebt. Beim Aufstellen der fünf toten und zwei lebenden Geschwister aus der Großelterngeneration stellen die Klientin und ihr Mann »unmittelbar« eine Verbindung zwischen ihren Ängsten und denen der Urgroßmutter und Großmutter her. Im Prozessverlauf werden die Vermischungen und Gefühlsübertragungen »getrennt«, wird an die Ängste der Frauen um ihre Kinder erinnert, werden die Ängste benannt und »erklärt«, auch die der Klientin. Abschließend stellt sie der Stellvertreterin der Urgroßmutter ihre beiden Kinder vor.

Prinzipiell beginnen wir bei der Anliegenklärung immer mit der Gegenwart und der gewünschten Zukunft. Das Aufstellen des Gegenwartssystems kann dann (muss aber nicht) auf autobiografische Themen der Beteiligten und auf Ereignisse in ihren Herkunftssystemen hinweisen. Im Bild des Herkunftssystems kann dann die Realität von erfahrenem Leid (z. B. durch Verhaltensweisen von Bezugspersonen im System) sichtbar gemacht, benannt und anerkannt werden. In manchen Familiengeschichten kann dieses Leid auch in einen noch weiter zurückreichenden Kontext von Weitergabe gestellt werden. Das Risiko einer vorschnellen transgenerationalen Erweiterung des Bildes ist, dass bei einer (z. B. von Gewalt betroffenen) Klientin der Eindruck entstehen kann, dass das Verhalten der Bezugsperson mit ihrem eigenen Schicksal (z. B. selbst misshandelt worden zu sein) »entschuldigt« werden soll. Ein weiteres Risiko ist, dass eigene Schuldgefühle mit dem Hinweis auf die »wahren Schuldigen« abgewehrt werden.

Bei einem Gastseminar wurde die Kursleiterin von einer Teilnehmerin aufgeregt angesprochen, sie müsse unbedingt eine Aufstellung machen mit den Urgroßvätern ihres Sohnes. Sie habe schon viele Aufstellungen gemacht, aber ihr Sohn klaue immer noch.

Es ist also im Einzelfall aufmerksam zu prüfen, wann es um anstehende Aufgaben bei konkreten Problemen geht und wann eine Einbeziehung der Mehrgenerationenperspektive für psychische Verarbeitungsprozesse sinnvoll und nützlich ist. Das Wissen um das eigene Eingebundensein in mehrgenerationale Kräfte der Familie scheint Individuation zu begünstigen, besonders wenn ich mich diesen Kräften im Wortsinn »stelle«.

Beim Aufstellen mehrgenerationaler Bilder sind tief berührende Prozesse von (Sich-)Erinnern, Bezeugen, Rückgabe und gutem Abschied möglich. Das macht es vielleicht verständlich, dass in Aufstellungsseminaren vergleichsweise häufig die familiäre Verarbeitung der Nazi-Zeit von den Enkeln und Urenkeln der Kriegsgeneration thematisiert wird. Hier können Aufstellungen über die biografische Arbeit hinaus auch als Trauer- und Versöhnungsarbeit von Eltern, Kindern und Enkeln im Hinblick auf ihre (Familien-)Geschichte erfahren werden.

# 4 »Knoten im Taschentuch« der Aufstellerin

*»Alles, was wie eine Regel aussieht, gilt nie immer.«*
G. Weber

Die Auffassung, dass wir alle in kulturell und kollektiv gewachsene familiäre Strukturen und mehrgenerational vermittelte Familiendynamiken eingebunden sind, findet man vor allem in soziologischen und ethnologischen Konzepten (zusammengefasst bei König 2004). Dass diesbezügliches Wissen für das Zusammenleben in sozialen Systemen hilfreich sein kann, wird besonders in strukturellen Ansätzen der Familientherapie (Minuchin 1977), in Beiträgen zur kontextuellen Familientherapie (Boszormenyi-Nagy u. Spark 1990) und in psychodynamischen Modellen zur Mehrgenerationenfamilientherapie (Reich, Massing u. Cierpka 2007) berücksichtigt. Auch die Vorgehensweisen der Aufstellungsarbeit basieren auf einer Gegenstandstheorie der Familie und auf Erfahrungswerten in Bezug auf gesellschaftliche, kulturelle und sozial übergreifende Strukturen zwischenmenschlicher und sozialer Phänomene. Hellinger hat sie in verdichteter und vereinfachender Form als »Ordnungsprinzipien« für menschliche Systeme zusammengefasst: gleiches Recht auf Zugehörigkeit aller Systemmitglieder, zeitliche Rangfolge innerhalb von Systemen, inverse Zeitfolge zwischen Systemen und reziproke Ausgleichshandlungen von Geben und Nehmen in zwischenmenschlichen Beziehungen. Von manchen Aufstellern werden diese konzeptuellen Vorstellungen von Familie für das Gelingen von Beziehungen eingefordert und in den Aufstellungsbildern (als *Ordnungen der Liebe*, Hellinger 2013) »wiederhergestellt«.

Alle therapeutischen Schulen haben sogenannte Störungskonzepte und beschreiben Dynamiken, auf **denen** sie ihr therapeutisches Handeln aufbauen. Und so ist es generell in Therapien weit verbreitet, Beschreibungen mit Erklärungen und Bewertungen zu vermischen und aus ihnen dann Annahmen darüber abzuleiten, was zu tun sei. Im hier vertretenen Ansatz sind die oben genannten Prinzipien ebenfalls von Bedeutung, jedoch nicht normativ, sondern vielmehr *kurativ* in dem Sinn, dass ihre Berücksichtigung sich bei der Beratung von sozialen Systemen im Allgemeinen und bei der Aufstellungsarbeit im Besonderen als hilfreich und stimmig bewährt hat – gerade dort, wo sie fehlen (Varga von Kibéd 2005). Sie sind nützlich bei der Hypothesenbildung anhand des »Problembildes« und können im komplexen Prozess des Aufstellens als Grundlage für Veränderungsangebote des Bildes genutzt werden. Über die Nützlichkeit dieser Angebote wird letztlich die Klientin entscheiden.

Auch die beschriebenen Familiendynamiken dienen nur zur Erinnerung dafür, worauf man in der konkreten Situation achten könnte, nicht zur Erklärung für eine Summe von Fällen. Dass Klienten Kausaltheorien bezüglich ihrer Probleme bilden, ist ein nur allzu menschliches Bedürfnis. Wichtiger ist, dass Therapeuten und Berater selbst dieser Versuchung bezüglich einfacher Ursache-Wirkungs-Zusammenhänge widerstehen – sonst werden Bilder »wissend« gedeutet (»Ich sehe, dass es dich hinauszieht«, »Du trinkst, weil dir dein Vater fehlt«). Wenn sich durch Hinzustellen des Vaters eine erlebte Verbesserung des inneren Bildes einstellt, heißt das jedoch nicht, dass der fehlende Vater die Ursache für ein Symptom (zum Beispiel Alkoholismus) ist. Hier hilft M. Varga von Kibéd mit einem »Knoten im Taschentuch«: Nur weil Aspirin bei Kopfschmerzen helfen mag, ist Kopfschmerz trotzdem kein Zeichen für Aspirinmangel.

Im folgenden Abschnitt werden also erfahrungsbasierte Prinzipien für die Aufstellungsarbeit und häufig beschriebene Systemdynamiken bei Verletzungen dieser Prinzipien beschrieben. Sie dienen der Aufmerksamkeitslenkung und geben Orientierung in komplexen Aufstellungsbildern, besonders während Lernzeiten und im Einzelsetting, wo die Aussagen der Repräsentanten fehlen – bei aller Vorsicht gegenüber der voreiligen Konstruktion von Ähnlichkeiten und gegenüber Verallgemeinerungen.

## 4.1 Systemische Bindungen: Zugehörigkeit

Entwicklungspsychologische Modelle postulieren ein genetisch fixiertes, überlebenswichtiges Bedürfnis des hilflosen Babys nach Nähe zu einer Bezugsperson. Sie gehen davon aus, dass frühe Bindungserfahrungen prägend für das Interaktions- und Bindungsverhalten in erwachsenen Beziehungen sind. Typische Muster der Interaktion zwischen Mutter und Kind und entsprechende Bindungsstile sind inzwischen vielfach empirisch bestätigt (siehe z. B. Grossmann u. Grossmann 2006). Die früh angelegten Bindungsmuster werden im späteren Alter v. a. in spezifischen Stresssituationen aktiviert und können sich zu wiederkehrenden Verhaltens- und Gefühlsclustern verdichten, die sich z. B. auf die Partnerwahl, Fragen von Autonomie und Bindung in Beziehungen und den Umgang mit sozialen Konflikten auswirken.

Dysfunktionale Bindungsmuster können im Rahmen von Kurzzeitinterventionen nicht verändert werden. Bei einer Aufstellungsarbeit können jedoch (Abwehr-)Reaktionen im aktuellen Beziehungsverhalten in einen Zusammenhang mit ursprünglichen Bedürfnisverletzungen gestellt werden mit dem Ziel, im Prozess einer induzierten Regression eine Erfahrung symbolisch nachzuholen, die so nicht stattgefunden hat – zum Beispiel im Sinne der aktiven Wiederaufnahme einer unterbrochenen Hinbewegung zu einer Bezugsperson. *Unterbrochene Hinbewegung* im Kontext der Familienaufstellung ist eine Metapher dafür, dass eine oder mehrere wichtige Bezugspersonen in der (frühen) Kindheit körperlich, geistig oder seelisch abwesend waren, z. B. bei Krankenhausaufenthalten von Mutter oder Kind oder bei psychischen Belastungen der Mutter während und nach der Schwangerschaft. Die natürliche Suchbewegung des kleinen Kindes, seine Bezugspersonen betreffend, wird dadurch unterbrochen bzw. verhindert.

Eine Seminarteilnehmerin berichtet von einer neuen Beziehung, sie sei sich des Mannes aber nicht sicher und habe große Zweifel, sich auf ihn (und generell auf nahe Beziehungen) einzulassen. Sie stellt Stellvertreter für sich und den Freund auf. Beide folgen ihren Bewegungsimpulsen, bei denen ihre Stellvertreterin ihm immer wieder ausweicht. Nach Trennungserfahrungen in der Kindheit befragt, berichtet sie über wochenlange Aufenthalte im Krankenhaus über Jahre hinweg, bei denen Besuche der Eltern vor allem anfangs untersagt gewesen seien, was sie als Kind aber nicht verstanden habe und was ihr die Eltern auch nie erklärt hätten. Das Aufstellen einer Repräsentantin der Mutter löst bei der Klientin eine starke Aktualisierung des alten Schmerzes aus. Die Stellvertreterin der Mutter zeigt sich tief betroffen, sie habe es nicht anders gewusst und es sei auch für sie schlimm gewesen. Diese Aussage wird von der Klientin als stimmig erlebt, und sie stellt sich – unterstützt von ihrer Stellvertreterin – selbst ins Bild. Der folgende Prozess besteht in der Hinbewegung zur Mutter, verbunden mit der nachholenden Erzählung, wie schlimm es damals war. Die Stellvertreterin der Mutter spiegelt, bestätigt, verstärkt mithilfe der Leiterin. Im Abschlussbild steht die Klientin angelehnt an die Eltern mit Blick auf den Mann, dieser noch in großem Abstand. Sie endet mit den Worten: »Ich werde hier noch eine Weile stehen, dann mach ich einen Schritt auf dich zu.«

Körpertherapeutische Ansätze gehen davon aus, dass nicht integrierte frühe Erfahrungen im Körper gespeichert sind, ohne dass ihr affektiver Gehalt bewusst ist. Bei der Arbeit mit Regressionen werden belastende Szenen von früher wieder aufgenommen, unterdrückte Affekte und Handlungen freigesetzt und korrigierende emotionale Erfahrungen im Kreis der Gruppe ermöglicht. Der Umgang damit ist therapeutisch anspruchsvoll und setzt Erfahrungen mit körpertherapeutischen Vorgehensweisen voraus. Arbeit mit »frühen Themen« erfordert zum Teil Modifikationen im Vergleich zum klassischen Vorgehen, zum Beispiel, was das Durcharbeiten heftiger Gefühle und die Rolle von Therapeutin und Gruppe dabei betrifft. Hier können z. B. Elemente aus der psychomotorischen Therapie nach Pesso (1999) eingesetzt werden, einer eigenständigen Therapieform, bei der psychoanalytische Konzepte mit Körpertherapie, szenischer Arbeit und Arbeit mit Repräsentanten verbunden werden.

Regressionsfördernde Vorgehensweisen gehören nicht zum Standardrepertoire der Aufstellungsarbeit. Die Aufstellerin muss aber in jedem Fall spontane Regressionen bei Klienten erkennen und angemessen damit umgehen können, um z. B. eine Retraumatisierung durch Exposition mit eventuell traumaassoziiertem Material zu vermeiden. Grundwissen in Psychotraumatologie und Zusatzausbildungen in entsprechenden Verfahren (wie z. B. psychoimaginativer Traumatherapie, PITT, Reddemann 2007; Somatic Experiencing, Levine 2010) begünstigen einen professionellen Umgang mit diesen Themen.

Im Aufstellungsansatz wird der klassische Bindungsbegriff im Sinne eines *systemischen Bindungskonzepts* stark erweitert. Demnach bestehen systemische Bindungen nicht nur an Personen, die im engeren Sinn zur Familie gehören, sondern auch an solche, die an der Entstehung des Systems beteiligt waren: zum Beispiel, indem sie für andere Platz gemacht (frühere Partner) oder etwas für den Systemerhalt getan haben (z. B. Adoptiveltern). Werden solche Personen aus dem Familiengedächtnis ausgeschlossen oder vergessen, werden sie aus dieser Sicht eventuell von Nachgeborenen im System »vertreten« und erhalten so »ihren Platz« (siehe Abschn. 4.2).

Dieser erweiterte Bindungsbegriff wird in Aufstellungskonzepten auch auf berufliche, politische und gesellschaftliche Systeme angewandt. Demnach war Zugehörigkeit in der menschlichen Entwicklungsgeschichte besonders für die Schwachen im System überlebensnotwendig. Ein ausgesetztes Kind hat nicht überlebt, ein aus der Gemeinschaft Verstoßener auch nicht. Da die »Kleinen« in einem System also existenziell von den »Großen« abhängig und auf sie angewiesen sind, werden sie für den Systemerhalt einiges in Kauf nehmen, auch ohne Auftrag und zu einem hohen persönlichen Preis.

In einer Supervisionsaufstellung im Rahmen aufsuchender Familienhilfe steht die Klientin mitten in dem von ihr betreuten System. Nach ihrer eigenen Geschichte befragt, berichtet sie, dass sie als Mädchen jahrelang die Familie aufrechterhalten habe, indem sie für die drogenkranke Mutter das Geld verwaltet und ihr sogar die Spritzen aufgezogen habe. Im Verlauf der Aufstellung stehen zwei Systeme: das Herkunftssystem mit der Klientin als Kind und das Berufssystem. Die Prozessarbeit besteht in einer Entmischung der Übertragungen.

Bindung und Zugehörigkeit sind also einerseits individuelle menschliche Grundbedürfnisse. Ausgehend von der Strukturannahme, dass Zugehörigkeit in Familien »angeboren« ist und dass die Mitglieder in einem Familiensystem nicht selbstverständlich austauschbar sind, sichert die Gleichwertigkeit der Zugehörigkeit aller zum System Gehörenden auch die Existenz des Systems – das ist das wichtigste und erste Prinzip, das bei systemischen Fragestellungen in der Aufstellungsarbeit überprüft wird.

## 4.2 »Ausschluss wirkt«

Mit dieser plakativen Überschrift (»Knoten im Taschentuch!«) wird die These zusammengefasst, dass bewusste oder unbewusste Ausschlussprozesse ein wichtiger Mechanismus für belastende (transgenerationale) Übertragungen sein können. Ausgeschlossen werden zum Beispiel Personen (früh Gestorbene, »schwarze Schafe«), schambesetzte Symptome (Alkoholismus, Delinquenz), soziale Ereignisse (außereheliche Beziehungen und hieraus entstandene Kinder, Abtreibung, Inzest, Täterschaft) und damit verbundene Informationen und/oder Gefühle. Die therapeutische Erfahrung und besonders die Arbeit mit Aufstellungen zeigen, dass die Einbeziehung bzw. Integration ausgeklammerter Aspekte in den psychischen Raum eine nachhaltige positive Veränderung bezüglich belastender Lebensthemen bewirken kann. Viele der nachfolgend beschriebenen Dynamiken *(systemische Verstrickungen)* können unter dem Aspekt von Ausschlussprozessen betrachtet werden.

Ausschlussprozesse haben für die direkt Betroffenen vielerlei Funktionen: Sie schützen vor Reizüberflutung, reduzieren die emotionale Konfrontation, immunisieren gegenüber Angriffen von außen. Die Betroffenen wehren Angst, Trauer, Scham- und Schuldgefühle, die z. B. auch im Zusammenhang mit traumatischen Ereignissen auftreten können, ab, sei es, um emotional zu überleben, sei es, um andere nicht zu belasten oder weil die Zeit und Unterstützung für eine adäquate Bewältigung fehlen. Wird zum Beispiel auf diese Weise der Schmerz um und die Erinnerung an eine geliebte Person ausgeklammert und dem Kind nicht erklärt, findet man in Aufstellungsbildern häufig, dass es sich auf den Platz des Ausgeschlossenen stellt und ihn im System zu vertreten sucht *(Identifikation mit dem Ausgeschlossenen)*.

Ein circa 60-jähriger Mann ohne partnerschaftliche Beziehung sagt zunächst, er könne seinen Vater nicht aufstellen, er habe keinerlei Vorstellung von ihm. Der Vater sei im Krieg gefallen, als die Mutter mit ihm schwanger war. Die Mutter habe zeitlebens nie von ihm gesprochen und dem Klienten keine Bilder gezeigt. Sie sei immer allein geblieben, weil sie den Vater wohl sehr geliebt habe. Er selbst sei bis zu ihrem Tod bei der Mutter geblieben. Im Aufstellungsbild ist der Vater nach außen und draußen gestellt, der Klient selbst steht an der Seite der Mutter. Im Prozessverlauf stellt er beide Eltern zusammen und verabschiedet sich von ihnen: »In meinem Herzen nehme ich euch beide mit, schaut freundlich, wenn ich jetzt mein Eigenes mache.«

Viele Beispiele für Ausschlussversuche (z. B. von früheren Partnern) und – in der Folge – für Identifikationen mit den Ausgeschlossenen durch Kinder findet man bei Konflikten und Trennungsprozessen in Gegenwartssystemen. Paare haben viele stille Teilhaber – meistens sind dies Personen, die sie mit allen Kräften auszuschließen versuchen.

Bei einem Familiengespräch geht es um die dissozialen und kriminellen Aktivitäten des 14-jährigen Sohnes aus erster Ehe der Frau. Beide Ehepartner bringen in Anwesenheit des Sohnes ihre Überzeugung zum Ausdruck, dass sein Verhalten wohl vom kriminellen Vater geerbt sei, der zu diesem Zeitpunkt inhaftiert war. Nach einigen Gesprächen mit dem Paar und mit der Mutter allein ist sie bereit, ihrem Sohn von ihrer damaligen Liebe zu seinem Vater zu erzählen, und ermöglicht den Kontakt zu ihm. Die »Symptomatik« taucht nicht wieder auf.

Zu schwierigen Kollisionen zwischen Identifikations- und Gegenidentifikationsprozessen kann es auch bei Kindern in binationalen und Migrantenfamilien kommen, wenn in diesen Familien bei Loyalitätskonflikten, die aufgrund der unterschiedlichen Kulturen entstehen, einseitige Lösungsversuche angestrebt werden. Ein solcher Lösungsversuch kann zum Beispiel sein, rigide Familiengrenzen nach außen zu ziehen und innerhalb des Systems die mitgebrachten Normen und Wertvorstellungen beizubehalten. Wenn diese Normen mit den Normen der weiteren Umgebung (z. B. der für Jugendliche wichtigen Peergroup) nicht kompatibel sind, können Kinder in unlösbar scheinende Gewissenskonflikte zwischen Familie und neuer

Heimat geraten. Solche Kinder, besonders Mädchen, kommen bisher selten in Aufstellungsseminare, aber immer häufiger in Kliniken und unter Obhut von Jugendämtern und sind dann Thema in Fallbesprechungen und Supervisionen.

Im Folgenden werden einige typische Beispiele für Ausschlussdynamiken und ihre möglichen Folgen in Systemen beschrieben.

### 4.2.1 Geheimnisse

Besondere Formen des Ausschlusses finden bei Geheimnissen statt. Informationen werden entweder bestimmten Menschen vorenthalten oder in besonderer Weise zwischen Menschen geteilt. Karpel (1980) unterscheidet drei Arten von Geheimnissen. *Individuelle* Geheimnisse: Eine Person ist Geheimnisträger gegenüber den anderen im System (z. B. verheimlicht eine Mutter, dass der Partner nicht Vater des Kindes ist); *interne* Geheimnisse: Mindestens zwei Familienmitglieder verheimlichen etwas vor einem anderen (z. B. erzählt der Vater einem Kind von seiner Geliebten, will aber nicht, dass es die Mutter erfährt); geteilte *Familien*geheimnisse: Alle Familienangehörige wissen etwas, das sie vor der Außenwelt verbergen (z. B. Krankheiten, Symptome, Schuld eines der Mitglieder).

Geheimnisse und Mythen gibt es in jeder Familie. Sie sollen meistens dem Erhalt des Systems dienen, können aber gerade dadurch auch das emotionale Klima in Familien auf belastende Weise beeinflussen – ohne dass die Quelle des Einflusses erkannt wird. Relevant scheinen besonders Ereignisse zu sein, die die ethisch-existenzielle Dimension des Zusammenlebens betreffen und die subjektiv Bedeutung für die Betroffenen haben. Wird entsprechendes Wissen (z. B. über den Vater, die Mutter, Geschwister und andere Verwandte) von Systemmitgliedern unterschlagen, so erfordert die Geheimhaltung häufig Energie, Anstrengung und besondere Manöver, und dies scheint paradoxerweise besonders auf die zu wirken, die von der Information ausgeschlossen sind. Kinder spüren intensive, verheimlichte Gefühle als »beredtes Schweigen«, als Dumpfheit oder »Lähmung«, ohne etwas genau benennen zu können. Dies kann Beunruhigung, Ablehnungs- und Schuldgefühle auslösen, die sie nicht begreifen und die erst die Spur zu den verleugneten Ereignissen legen. Werden die Wahrnehmungen von Bezugspersonen dann auch noch abgetan oder gar entwertet, kann dies mit erheblichen (inneren) Konflikten und Selbstentwertungen bis hin zu verrückten Verhaltensweisen einhergehen (siehe z. B. Reich 2001). Aufgrund entsprechender Erfahrungen wurde inzwischen die bisher gängige Adoptionspraxis geändert. Adoptierte Kinder haben ab dem 16. Lebensjahr das Recht auf Einsicht in den Geburtseintrag und auf Kontaktaufnahme mit dem leiblichen Elternteil/den Eltern.

In Aufstellungen können fehlende Informationen über die Reaktionen der Stellvertreter »spürbar« werden, zum Beispiel indem Gefühle bei ihnen auftauchen, für die es keine Erklärung in der gegenwärtigen Situation gibt (Scham, Angst, Wut, Schuld etc.). Dies kann Suchprozesse beim Klienten auslösen und dazu führen, dass er sich bei Angehörigen erkundigt.

> Bei einer Familienaufstellung ließ sich der Repräsentant für den Vater eines Klienten nicht von der Behauptung abbringen, nicht dessen Vater zu sein (er hatte diese Aussage gemacht, ohne dass die Frage vom Klienten aufgebracht worden war). Die Aufstellung wurde abgebrochen, und der Klient rief abends seine weit über 80-jährige Mutter mit dieser Frage an. Sie habe am Telefon lange geschwiegen und dann geantwortet: »Er ist dein Vater, aber ich habe die ganze Zeit an einen anderen [ihren gefallenen Verlobten] gedacht«.

Dies ist eines der Beispiele für repräsentierende Wahrnehmung, das einerseits zur Mystifizierung des Ansatzes beitragen könnte, andererseits aber auch zeigt, dass wir Aussagen von Stellvertretern über Geheimnisse keinesfalls »für wahr« nehmen sollten, wenn sie nicht überprüfbar sind. Wenn keine Informationen zu erhalten sind, kann dem »Unerklärlichen« in der Aufstellung trotzdem ein Platz gegeben werden, zum Beispiel als »das, worum es hier noch geht« oder explizit als »das Geheimnis im System«. Damit werden »nicht erklärliche« Gefühle des Klienten ernst genommen und erhalten einen Platz.

Die Teilnehmerin einer Jahresgruppe erzählt sichtlich unter Druck, dass sie sich seit längerer Zeit intensiv mit der Herkunftsfamilie ihrer Mutter beschäftige, besonders mit der Urgroßmutter. Sie habe Fantasien, dass deren Herkunft jüdisch sei und dass die Familie, besonders ihre Mutter, diese Information und Schicksale von Familienangehörigen verheimliche. Nun habe sie in Erfahrung gebracht, dass zwei als »retardiert« geltende Geschwister ihrer Großmutter sterilisiert worden seien. In der Gruppe fürchtete die Klientin, dass ihr Anliegen als weit zurückliegend und von ihren aktuellen Problemen ablenkend abgetan werde. Sie stellte dann die Angehörigen mütterlicherseits und das Geheimnis kreisförmig auf, ihre Mutter in die Mitte des Kreises. Beim Aufstellen ihrer Stellvertreterin fühlte sie sich fast überfordert in dem Konflikt, sich einerseits zu ihrer Mutter in den Kreis stellen, andererseits aber auch »draußen, in der eigenen Gegenwart ankommen zu wollen«. Das für sie stimmige Ergebnis dieses Prozesses war, dass sie und die ganze Gruppe sich vor dem Schicksal der Angehörigen verneigten. Sie teilte deren Stellvertretern mit, dass sie ihren langen, persönlichen Forschungsprozess in Sachen Familiengeschichte nun abschließen und sich ganz ihrer Gegenwart zuwenden wolle.

### 4.2.2 Opfer- und Täterdynamiken

*»… Ach wir,*
*Die wir den Boden bereiten wollten für Freundlichkeit*
*Konnten selber nicht freundlich sein.*
*Ihr aber, wenn es so weit sein wird*
*Dass der Mensch dem Mensch ein Helfer ist*
*Gedenkt unsrer mit Nachsicht.«*

Bertolt Brecht (»An die Nachgeborenen«)

Zahlreiche Studien belegen transgenerationale Phänomene der Weitergabe von (nicht bewältigten) Schuld-, Scham- oder Opfergefühlen, sei es, dass die Betroffenen unter solchen Gefühlen gelitten oder sie bei anderen erzeugt – und beides nicht bewältigt – haben. Beispiele für solche Ausschlussprozesse lassen sich besonders im Umgang mit den Folgen des Kriegs und der Nazi-Zeit aufzeigen (siehe z. B. Huber u. Plassmann 2012). Nach 30 Jahren »vorbildlicher« Erinnerungskultur (die allerdings erst drei Jahrzehnte nach Kriegsende begonnen hat!) melden sich derzeit immer häufiger Stimmen mit der Frage, wann der Krieg denn endlich vorbei sein dürfe. Gleichzeitig stoßen Veranstaltungen, Veröffentlichungen und auch Aufstellungsseminare zum Thema gerade in jüngerer Zeit auf großes Interesse. Es scheinen in vielen Familien erst die Enkel zu sein, die diese Themen auch im öffentlichen Raum aufgreifen können. Dazu einige Überlegungen:

- Traumaerfahrung kann zu unerträglichen Gefühlen von Scham, Wut und Schmerz führen. Um mit diesen Gefühlen nicht konfrontiert zu werden, versuchen die unmittelbar Betroffenen zu vergessen. Die Extremtraumatisierungen durch den Holocaust sind unvorstellbar, es gibt nichts Vergleichbares. Psychische Folgen bei den Überlebenden waren emotionale Abkapselung, Betäubung, Pseudonormalität, in die das Trauma jederzeit einbrechen konnte, zeitlos und unzerstörbar. Es gibt zahlreiche Beschreibungen davon, wie diese Traumata vielfältig weitergegeben wurden an die Kinder, die darin scheitern mussten, ihre Eltern entlasten und heilen zu wollen.

- Auch die Kriegskinder auf deutscher Seite konnten sich dem Schrecklichen nicht entziehen: Bombardierungen, Vertreibung, Hunger, Millionen von Soldatenvätern kamen traumatisiert zurück. In Therapien mit Kriegskindern werden die Erlebnisse zunächst oft heruntergespielt – »Wir hatten ja Glück, Hunger hatten alle, Bombardierungen waren normal«.
- In Nachkriegsdeutschland wurde verkannt, dass Sprachlosigkeit in der ersten Generation nicht lediglich die Folge von Kriegstraumatisierung war. Sie war Folge des aktiven, absichtsvollen Schweigens der Täter, Mitläufer und Mitwisser und des aktiven Nichtwissenwollens der großen Mehrheit der Bevölkerung. Die Verstrickung der Wehrmacht, das Wissen über die »Endlösung« und die Vernichtung der Juden, alles fiel in den Nachkriegsjahren und noch lange danach der Verdrängung zum Opfer. Die Konfrontation mit Scham, Schuld, den Taten eines verbrecherischen Regimes, dem man zugestimmt hat, mit dem man Sympathien hatte, beherrschte nach dem Krieg die Stimmung in den Familien, nicht aber die öffentliche Diskussion. Es gab komplizierte Vermischungen von Opfer- und Tätersein mit vielen Folgen für die Kinder. Was sie – wenn überhaupt – von ihren Eltern erfahren haben, war deren Leid. Man hat sich ins Funktionieren, in den Wiederaufbau, ins Wirtschaftswunder gestürzt. Die Kriegskinder waren eine stumme Generation. Sie sollten früh selbstständig und erfolgreich werden, haben Kummer, Verluste und nicht verarbeitete Schuldthemen der Eltern gespürt, und sie haben versucht, sie zu schonen – oder zu entlarven. »Langfristig gesehen, bestand die Tragik dieser historischen Konstellation darin, dass in dieser intergenerationellen Konfrontation nicht die Kommunikation befördert, sondern das Schweigen vertieft wurde« (Assmann 2013, S. 47).

- Eine deutsche Erinnerungskultur hat sich erst allmählich, etwa drei Jahrzehnte nach Kriegsende, aufgebaut. Auch Psychotherapeuten waren von der Unfähigkeit zu fragen und zu trauern betroffen, auch sie waren verstrickt und hatten leidvolle Erfahrungen gemacht. Es war ein jüdischer Psychotherapeut, Dan Bar-On, der 1989 *Die Last des Schweigens* auch für die deutschen Kriegskinder zu thematisieren begann (Bar-On 1989). Er dokumentierte aufschlussreich nationalsozialistisch geprägtes Familienleben und das Ringen der Folgegenerationen, mit der belasteten Erbschaft umzugehen.
- Man kann nicht oft genug betonen, dass die hier beschriebenen Vorgänge kein Automatismus sind (siehe z. B. Salutogenese- und Resilienzforschung). Die Wahrscheinlichkeit, dass sowohl Trauma- als auch Schuldtransfer erfolgt, scheint jedoch zu steigen, wenn entsprechende Erfahrungen von den Betroffenen nicht verarbeitet wurden. Voraussetzung für Integration dieser Erfahrungen und für Verständigung über sie scheint ein sicherer Raum zu sein, in dem das familiäre und kollektive Schweigen aufgehoben werden und Verletzung oder Beschämung sich nicht wiederholen kann. Das besondere Setting von Aufstellungsseminaren eröffnet Betroffenen diesen Raum und macht einen Austausch zwischen den Generationen möglich, jenseits spektakulärer Schulddebatten. Emotionale Betäubung zu überwinden braucht bis heute unglaublichen Mut. Es bedarf der einfühlenden Erinnerung an die Leiden der Opfer, der aktiven Einfühlung in die Welt der Täter und Mitläufer und der tätereinfühlenden Erinnerung an die Herrenmenschen in uns (Assmann 2013).

Im Seminar erzählt eine Frau ihre Geschichte. Sie ist 1943 geboren, die Mutter habe sie und die Schwester ins Säuglingsheim gegeben, da »nur Söhne zählten«. Später habe sie eine »streng nationalsozialistische Erziehung« genossen. Ihr Mann sitzt weinend dabei, sie sei hart wie ihre

Mutter. Nach dem Seminar schreibt sie, dass sie sich mit dem Begriff »akzeptieren« beschäftige: »Es fällt mir unglaublich schwer, diesen Begriff nicht mit ›resignieren‹, ›ohnmächtig sein‹ oder ›kapitulieren‹ gleichzusetzen. Es dämmert mir, dass ›Annehmen‹ eines gegebenen Zustands gemeint ist. Die Kehrseite der Medaille heißt für mich aber auch, dass ich auf einmal bemerke, Anspruch auf Akzeptanz meiner Wünsche zu haben. Ohne Begründung, ohne Erklärung. Und dies ist mir fremd und neu, und es gefällt mir nur zum Teil. Warum? Weil es für mich so sehr nach Willkür oder Launenhaftigkeit schmeckt.«

In diesem Sinn ist die Beschäftigung mit der Vergangenheit keine rückwärtsgewandte Haltung. Wir nehmen unerledigte Themen in uns auf, und wir selbst geben sie oder andere Themen weiter. Wahrscheinlich müssen auch wir uns einmal fragen lassen, was wir getan und unterlassen und wo wir geschwiegen haben hinsichtlich der wachsenden Gleichgültigkeit gegenüber der Ausbeutung der Dritten Welt, der Umweltzerstörung, der latenten Fremdenfeindlichkeit und dem Sozialabbau in unserer Gesellschaft.

## 4.3 Zeitliche Rangfolge innerhalb von Systemen

*»Mögen wir auch in unseren Wünschen Utopisten sein, in unserem Herzen sind wir Konservative.«*

O. König (2004, S. 49)

Bei Berücksichtigung der Zeitfolge geht es darum, die gegebene Abfolge der Generationen (Großeltern, Eltern, Kinder) und die zeitliche Abfolge innerhalb der Subsysteme (z. B. der Kinder) auch räumlich sichtbar zu machen. Das Genogramm spiegelt ebenfalls die relationalen Positionen der familiären »Ordnung«, die durch Geschlecht (Kreis und Viereck) und Generationenfolge gekennzeichnet sind (»Kaskadenmodell der Generationen«, König 2004). Aus der zeitlichen Rangfolge ergeben sich Heuristiken für das »Sortieren« von Systemmitgliedern, die in der Regel erst relevant werden, wenn sie verletzt sind: Partnerschaft kommt vor (»hat Vorrang vor«) Elternschaft, Eltern kommen vor den Kindern, ältere vor jüngeren Geschwistern, frühere Kinder (in Patchworksystemen) vor späteren. Dementsprechend wird bei Veränderungsvorschlägen in Aufstellungen ein System im Uhrzeigersinn »aufgebaut«, beginnend mit den Früheren.

Eine Frau hatte bei einer Diskussion in der Gruppe geäußert: »Ich liebe und behandle alle meine Kinder gleich.« Bei ihrem Versuch der Umsetzung in räumliche Darstellung wurde schnell deutlich, wie wenig angemessen dieser Anspruch die Wirklichkeit abzubilden vermag.

Bei Berücksichtigung der Rangfolgekriterien lässt sich aus den räumlichen Metaphern in Aufstellungsbildern hypothetisch eine Vielzahl von konflikthaften Konstellationen ableiten, zum Beispiel die *Vermischung der Generationengrenzen* zwischen Eltern und Kindern.

1) Eine Kursteilnehmerin beklagt das Scheitern einer Beziehung, ihr Partner fühle sich in Konkurrenz mit ihren Eltern. Beim Aufstellen des Herkunftssystems stellt sie sich als Einzelkind neben den Vater, die Mutter gegenüber auf. Beim Hinzustellen eines Stellvertreters des Partners und nach dessen Aussagen wird deutlich, dass »kein Platz an ihrer Seite« ist. Sie berichtet, dass sie in der Einliegerwohnung bei den Eltern lebe und den Vater bis heute bei beruflichen Veranstaltungen und Empfängen begleite. Er genieße es, wenn sie für seine Frau gehalten werde …

Eine Umkehrung der zeitlichen Abfolge zeigt sich auch im Phänomen der *Parentifizierung*, wenn ein Kind einem Elternteil gegenüber in die elterliche Position gerückt ist. Eine Kombination aus ödipaler und Parentifizierungsdynamik kann sich bei Berücksichtigung der Großelterngeneration zeigen:

2) ... Der Versuch einer Umstellung weg vom Vater wird von der Stellvertreterin der Klientin abgelehnt, sie könne den Vater doch nicht allein lassen. Auf Nachfragen teilt die Klientin mit, dass der Vater ohne Mutter aufgewachsen sei und als Ältester die Geschwister mit versorgt habe. Das Aufstellen der Eltern des Vaters zeigt, dass die Klientin in sein Herkunftssystem mit eingebunden ist. Im weiteren Aufstellungsprozess stellt sich die Stellvertreterin der Mutter des Vaters in seinen Rücken, und die Stellvertreterin der Klientin macht Platz an seiner Seite. Als sie sich ins Bild hineinstellt und auf den Freund blickt, wird der Frau ihre starke Bindung an den Vater spürbar.

Unter *Geschwistern* ist das Subsystem durch die Struktureigenschaften Geburtenfolge und Geschlecht geprägt. Je nach Kultur und familiärer Tradition ergeben sich auch daraus komplexe Konstellationen und Konflikte, die durch die Externalisierung sichtbar werden.

Ein Klient mit zwei jüngeren Adoptivgeschwistern stellte den Stellvertreter für sich selbst an dritter Stelle und hinter den Geschwistern zurück, auf Nachfrage: »... damit sie sich nicht zurückgesetzt fühlen.« Der Aufstellungsprozess endete damit, dass er den des ersten Platz in der Reihe als Ältester einnahm. Dies war bei dem Klienten selbst und bei den Stellvertretern für die Adoptivgeschwister mit starken Gefühlen und großer Erleichterung verbunden.

Bei Berücksichtigung der zeitlichen Rangfolge entsteht nach diesem Konzept beim Eingehen einer neuen Beziehung nicht ein neues System, sondern vielmehr eine Erweiterung des schon bestehenden Systems. Wenn z. B. der Mann Kinder in eine neue Beziehung bringt, waren sie – rein zeitlich gesehen – vor der neuen Partnerin da und haben Vorrang. Familiendynamisch betrachtet, scheint es tatsächlich entlastend zu sein, wenn neue Partner ihren »nachgeordneten Rang« gegenüber Kindern aus vorhergehenden Systemen akzeptieren und nicht mit ihnen oder ihren leiblichen Eltern in Konkurrenz um denselben Platz treten. Dies erleichtert es auch den Kindern, den neuen, sozialen Elternteil zu akzeptieren, ohne in zu starke Loyalitätskonflikte zum leiblichen Elternteil zu geraten.

Eine Frau mit starken Überforderungssymptomen stellt ihr Gegenwartssystem. Sie fühle sich von den älteren Kindern nicht gewürdigt – dabei habe sie alles für sie getan, seit der Mann sie in die Ehe gebracht habe. Sie stellt sich selbst gegenüber von einem Halbkreis von drei Kindern und ihrem Mann auf. Ihre Professorenstelle steht ihr im Rücken. Betroffen bestätigt sie die Aussagen der Stellvertreter, besonders die des Mannes, der sich wütend und von ihr degradiert fühlt. Der Job fühlte sich am stärksten und gebe ihr Halt. So wurden auf einen Blick verschiedene Themenbereiche sichtbar: die latente Ehekrise, ihre Haltsuche im Beruf, die Überforderung durch Uni- und Familienjob. In einem der Prozessschritte war es deutlich entlastend für die Teilnehmerin, als die Mutter der Kinder mit aufgestellt wurde und die Klientin im Hinblick auf die Verantwortung für die Kinder etwas mehr »zurücktreten« konnte.

Die häufig mitgeteilte Entlastung in »vervollständigten« Bildern von *Patchworksystemen* kann mit Ideen zu konkreten Verhaltensänderungen einhergehen, muss es aber nicht. Entspannung kann auch dadurch erreicht werden, dass z. B. der Einsatz für Kinder explizit benannt und gewürdigt wird, besonders wenn Elternteile nicht verfügbar sind, wie dies z. B. in Pflege- und Adoptivfamilien der Fall ist. Das Hinzustellen der (manchmal unbekannten) leiblichen Eltern oder des Herkunftslandes der Kinder wird in den meisten Fällen nicht als Konkurrenz, sondern als wohltuende Ergänzung des Bildes erlebt.

Geht man von *Gleichrangigkeit der Geschlechter* aus, lässt sich bei Paarbeziehungen eine »Rangfolge« (»Wer steht rechts?«) nur funktional begründen, z. B. durch ökonomische Versorgung, Sicherheit, Pragmatik von Arbeitsteilung. Ein in der Praxis üblicher Vorschlag basiert auf dem traditionellen Familien- und Rollenverständnis, dass die Führung dem zustehe, der für die ökonomische Versorgung zuständig sei, und das war lange Zeit der Mann. Eine abgeschwächte Variante unterscheidet zwischen Außen- und Innenminister in dem Sinn, wer eher für die ökonomische Sicherheit und wer für die »Binnenstruktur« zuständig sei. Der »Außenminister« steht nach dieser Auffassung rechts. Angesichts der heutigen Komplexität von Familienkonstellationen und den sehr unterschiedlichen Systemen der inneren Verrechnung zwischen Partnern ist dies jedoch ein »auszuhandelnder« Posten, nicht nur im Rahmen des Aufstellungsprozesses.

> »Welche Lösung dafür wie in einem Familiensystem gefunden wird, tritt dabei zurück hinter der Notwendigkeit, dass eine Lösung gefunden werden muss, Aufgaben und Führung zu verteilen« (König 2004, S. 91).

Inzwischen gibt es eine zunehmende Vielfalt von Familie. Neben komplexen Patchworksystemen mit z. T. mehrfachen Trennungen von biologischer und sozialer Elternschaft entstehen neue Herausforderungen für Paare und Beraterinnen, wenn z. B. mittels Reproduktionstechniken weitere Personen an der biologischen Elternschaft beteiligt sind. Hierfür gibt es noch keine kulturell gewachsenen Normensysteme und keine Modelle dafür, wie entsprechende Beziehungskonstellationen »auszutarieren« wären. Es geht hier nicht darum, ein »normales« System Familie von anderen zu unterscheiden, sondern vielmehr um die Frage, wie mit den Themen »Herkunft«, »Abstammung«, »Zugehörigkeit« im familiären Gedächtnis umgegangen wird.

Ein Paar mit einem lang anhaltenden Konflikt »wegen der unbegründeten Eifersucht des Mannes« stellte das Gegenwartssystem auf. Erst während der Aufstellung wurde von beiden mitgeteilt, dass die drei Kinder mittels Samenspende von drei (unbekannten) Männern gezeugt worden seien. Der Paarkonflikt hatte sich u. a. daran entzündet, dass die Frau den Kindern ihre Herkunft mitteilen wollte, der Ehemann dies aber strikt ablehnte. In der Aufstellung stellte er die Stellvertreter der biologischen Väter in eine Reihe mit seiner Frau und sich selbst ihnen mit großem Abstand gegenüber.

### 4.4 *Inverse Zeitfolge zwischen Systemen*

Dieses Prinzip besagt, dass ein neues System (z. B. eine »junge« Familie) »Vorrang« vor den beiden älteren Systemen hat, damit die noch schwachen Systemgrenzen geschützt und gestärkt werden. Nach diesem Prinzip hat die Loyalität zum Partner und zur Gegenwartsfamilie und ihren Bedürfnissen Vorrang vor der Verpflichtung gegenüber den Eltern. Demnach haben bei drei Ehen mit Kindern jeweils die Kinder aus den zwei vorherigen Ehen Vorrang, dann kommt die neue Ehe und dann die Sorge für das gemeinsame Kind.

Eine Verletzung dieses Prinzips findet man in Aufstellungen häufig bei einer »Vermischung« von Mitgliedern des Herkunfts- und Gegenwartssystems bzw. beim Fehlen von Generationengrenzen im Bild.

Bei der Aufstellung eines Gegenwartssystems werden auch die Eltern des Mannes und die Firma dazugestellt, da alle in einem Haus leben und im Familienunternehmen seines Vaters mitarbeiten. Die Frau stellt die Mutter ihres Mannes an seine Seite, die Firma an die Seite des Schwiegervaters und sich selbst einzeln mit einigem Abstand dazu. Eines der Ergebnisse des Aufstellungsprozesses ist, dass sich der Mann an die Seite seiner Frau stellt und beide mittels eines Seils ihr »eigenes Land« markieren, um es gegenüber Eltern und Firma abzugrenzen. Dabei wird dem Mann der latente Konflikt zwischen seinen Eltern bewusst, den er bisher (»Ich Muttertröster«) ausgeglichen hat.

### 4.5 Geben und Nehmen (Reziprozität)

Sowohl in ethnologischen und soziologischen (zusammengefasst bei König 1997; König 2004) als auch in therapeutischen Konzepten (Boszormenyi-Nagy a. Krasner 1986; Stierlin 1978; Hellinger 1993) wird von einer »inneren Buchführung« zwischen Personen und Gruppen darüber ausgegangen, was die Mitglieder jeweils füreinander tun und voneinander erwarten können. Auch in Familienaufstellungen ist es ein wichtiges Thema, wie die Bedürfnisse eines sozialen Systems und seiner Angehörigen in komplexen Dynamiken von Loyalität, Verdienst, Anspruch und Ausgleich miteinander verbunden sind. Gemeinsam sind diesen Konzepten folgende Annahmen:

- Reziprozität ist ein grundlegendes und allgemeines Prinzip, das immer zum Tragen kommt, wenn sich soziale Gemeinschaften bilden. Der Austausch zwischen Individuen und Gruppen und die Stabilität der Beziehungen werden durch ein Wechselspiel von Geben und Nehmen und durch ein Bedürfnis nach Gerechtigkeitsausgleich in Gang gehalten.
- Der Wert der getauschten »Güter« entspricht dem inneren Verrechnungssystem der Beteiligten und kann deshalb sehr unterschiedlich eingeschätzt werden. Was ausgetauscht wird, muss nicht materiell sein, es kann sich auch um Leistungen oder Gefühle handeln.

- Wird etwas mit dem gleichen Marktwert zurückgegeben, wird der Tausch als ökonomischer Akt definiert – man ist »quitt« und damit frei von weiteren Verpflichtungen. Wenn mehr zurückgegeben wird, als erhalten wurde, führt das zu neuer Verpflichtung – dieser wechselseitige Austausch hält Bindung aufrecht oder verstärkt sie.
- Verpflichtungsgefühle können unabhängig davon entstehen, welche Motive der Geber hatte. So kann jemand ohne Erwartungen (z. B. aus Wohltätigkeit) einem anderen etwas schenken, und der fühlt trotzdem eine Verpflichtung. Verpflichtungsgefühle können auch ausbleiben, während der Geber sie aber erwartet. Auch dies hat Folgen für die erlebte Beziehungsqualität.
- Mehr zurückzugeben, als empfangen wurde, führt auch bei negativen Interaktionen (z. B. Kränkungen) zu Bindung, aber im Schlechten. Die symmetrische Eskalation ins Negative kann gestoppt oder gewendet werden, wenn im Schlechten ein etwas geringerer Ausgleich erfolgt.
- Kargheit im Geben und im Nehmen führt zu Erstarrung und Isolation, viel geben ohne möglichen Ausgleich macht die Nehmer tendenziell wütend (Helferideal), viel nehmen die Geber (Versorgungshaltung).

Unterschiedliche Auffassungen gibt es darüber, ob Reziprozität strukturell gegeben oder normativ hergestellt (und dadurch in unterschiedlichen Kontexten und Zeiten variabel) ist und ob die Austauschtheorien nur auf individuelles Verhalten oder auch auf Strukturen in Gruppen angewendet werden können. In der Aufstellungsarbeit wird sowohl von einer horizontal geltenden Kontenführung unter Individuen (z. B. Paaren) als auch einer vertikalen, mehrgenerational greifenden zwischen Generationen ausgegangen. Letzterer wird tendenziell größeres Gewicht beigemessen, da in der Ursprungsfamilie die Zugehörigkeit nicht beliebig wähl- oder kündbar ist. Der ambivalente Charakter von Generationenbeziehungen könnte u. a. dadurch mitgeprägt werden, dass ein Ausgleich von Geben und Nehmen zwischen Eltern und Kindern nie vollständig möglich ist. Eltern leben aus verhaltensbiologischer Sicht für die Kinder, nicht umgekehrt. Zugleich sind die Kinder aus Überlebensgründen auf Zuwendung angewiesen – und können sie nicht ablehnen. Das von den Eltern erhaltene Leben und Versorgtwerden können sie im besten Fall weitergeben. So kommt in Generationenbeziehungen eine »indirekte Reziprozität« zum Tragen: das Weitergeben der »Gaben« an folgende Generationen. Gleichwohl fühlen sich Kinder später den Eltern gegenüber verpflichtet – und wehren sich dagegen. In Aufstellungen wird die Ambivalenz zwischen Autonomiebestrebungen und familiärer Bindung im Wortsinne verkörpert. In der Prozessarbeit dazu geht es darum, die Dynamiken familiärer Austauschprozesse (z. B. »offene Konten«) sichtbar zu machen und (rituelle) Ausgleichshandlungen anzubieten. Implizites Ziel der Arbeit bei Generationskonflikten ist Ablösung bei Anerkennung der Bindung (»bezogene Individuation«, Stierlin 1978).

Als *systemische Verstrickungen* werden im Aufstellungskontext Dynamiken beschrieben, bei denen das Bedürfnis nach Ausgleich unbewusst auf Zusammenhänge übertragen wird, in denen es absurd ist, zum Beispiel wenn jemand auf eigenes Glück »verzichtet«, nachdem ein anderer aus dem System etwas (schicksalhaft) erlitten hat. Zahlreiche Beispiele dafür lassen sich mit dem von Niederland geprägten Begriff »Überlebensschuld« konnotieren. Er meint ein Phänomen, das erstmals bei Überlebenden des Holocaust beschrieben wurde, das aber auch bei Kriegsheimkehrern, bei Menschen, die ein Unglück überlebt haben, oder bei Geschwistern von tot geborenen oder behinderten Kindern auftritt. Sie fühlen sich »schuldig«, auch wenn sie wissen und sicher sind, sich keines Fehlverhaltens schuldig gemacht zu haben.

> »Angesichts ihres Überlebens […] empfinden die Betroffenen einerseits Erleichterung, Freude, Dankbarkeit usw. Zugleich jedoch stellen sich ob des immensen Ausmaßes an Leid, das das Ereignis für andere mit sich brachte, Schuldgefühle hinsichtlich dieser positiven Emotionen ein« (Niederland 1980, S. 231 f.).

Ein Gruppenteilnehmer beklagt die lebenslang erlebte Verschlossenheit und Unerreichbarkeit des Vaters, zu dem er bis jetzt, in hohem Alter, keinen Zugang gefunden habe. In der Aufstellung wird der Stellvertreter des Vaters abgewandt nach außen gestellt, er äußert den Wunsch, noch weiter nach draußen gehen zu wollen. Auf Nachfragen teilt der Klient mit, dass der Vater, schwer kriegsverletzt, erst in den 1950er-Jahren aus Russland nach Hause gekommen sei, von seinen Erlebnissen habe er nie etwas erzählt. Beim Aufstellen mehrerer Gruppenteilnehmer als Kameraden des Vaters und als gegnerische Kameraden gegenüber von ihm stellt sich der Repräsentant des Vaters zu ihnen in die Reihe: Hier gehöre er hin.

Stierlin (1978) beschreibt als einen für die Familiendynamik zentralen Beziehungsmodus die *Delegation*. Dabei geht es um bewusste oder unbewusste Erwartungen und um Aufträge an Familienmitglieder oder das Fantasieren solcher Erwartungen. Delegation ist durch Bindung, Ausstoßung oder das paradoxe Zusammenspiel beider Kräfte gekennzeichnet. Das ist per se nicht negativ zu bewerten: Eine Balance zwischen den widersprüchlichen Kräften ermöglicht den Kindern mit der Zeit einen eigenen Weg hinaus aus der Familie. Dominiert der Bindungsmodus, verzichten Kinder aus Loyalität auf die Ablösung.

Ein junger Mann hat das Medizinstudium erfolgreich abgeschlossen, fasst aber beruflich nicht Fuß. Er stellt sich und den Medizinerberuf auf, die Impulse seines Stellvertreters gehen mit dem Blick immer wieder am Beruf vorbei. Auf die Frage nach den Berufen der Männer im System berichtet er, der Lebenstraum seines Vaters sei ein Medizinstudium gewesen, was ihm als Nachkriegskind verwehrt geblieben sei. Den Stellvertreter des Vaters stellt er in Blickkontakt zur

Medizin, danach wird er eingeladen, das aufzustellen, »was ich eigentlich möchte«.

Auch im Ausstoßungsmodus scheint es hinter der offenen Ausstoßung oft eine unbewusste Verbindung mit nicht gelebten Wünschen der Eltern oder Großeltern zu geben, die vom Kind dann offen umgesetzt werden. Selbst wenn vordergründig eine radikale Distanzierung von Familienidealen durch Gegenidentifikationen, z. B. hinsichtlich Idealen, Werten, Partnerwahl, vollzogen wird, kann diese Distanzierung auf eine grundlegende, affektive Bindung an das abgelehnte System hinweisen (vgl. Stierlin 1978).

Ein Mann stellt sein Gegenwartssystem auf. Sein 15-jähriger Sohn sympathisiere mit einer rechten Jugendgruppe. Den Eltern – insbesondere ihm – sei der Sohn völlig unzugänglich. Der Stellvertreter des Sohnes steht außerhalb der Familie, nach außen gewandt. Auf die Frage, wer eventuell fehle, berichtet der Mann, dass er in den 1970er-Jahren zeitweise mit der RAF sympathisiert habe, aus Hass gegen seinen Nazi-Vater. Seinen Kindern sei der Kontakt zum Großvater schon immer verwehrt. Er stellt jemand für die RAF und einen Stellvertreter für seinen Vater auf. Ihren Bewegungen überlassen, stellen sich beide zueinander, dem Sohn gegenüber. Der bittet den Vater, dass er ihm beide vorstellt.

Als besonders belastend werden Delegationskonflikte erlebt, wenn es sich um verschiedene, unvereinbare oder unerfüllbare Aufgaben handelt. Das Stehen zwischen gegensätzlichen Kräften und der erfolglose Versuch, sie zusammenzubringen, wird häufig in Systemen mit psychiatrischen Symptomen beschrieben (»Doppelidentifikationen«, siehe z. B. Weber u. Drexler 2002).

Eine Sonderform der Delegation stellen verschiedene Ausprägungen von Parentifizierung dar (siehe auch Abschn. 4.3).

Bildlich gesprochen, stehen Kinder im »Bannkreis« eines Elternteils, um ihm fehlende Bezugspersonen (z. B. einen Elternteil oder Partner) zu ersetzen. Dies kann dadurch geschehen, dass Eltern mit Ansprüchen an die Kinder herantreten, die sie nicht erfüllen können. Aber auch ungefragt »rücken« Kinder an diese Plätze, um zum Erhalt des Systems beizutragen.

## 4.6 Zusammenfassung: Wer gehört dazu, und welche Informationen werden erhoben?

Die oben beschriebenen heuristischen Prinzipien bilden zusammen mit anderen Theorien psychotherapeutischer Ansätze und langjähriger praktischer Erfahrung den »Resonanzboden«, auf dem die Hypothesenbildung zu Beginn und während der Aufstellungsarbeit stattfindet. Als Grundlage für eventuell bedeutsame Informationen kann das Genogramm dienen, wie es als Standardinstrument zur grafischen Erfassung von Informationen in Familien genutzt wird (McGoldrick, Gerson u. Petry 2008). Im *Fragenkatalog* (siehe unten) sind potenziell relevante Informationen zu Ereignissen im Gegenwarts- und Herkunftssystem zusammengestellt. Allerdings bietet das Genogramm jeder Familie einen fast unbegrenzten Fundus an Ereignissen und Schicksalen, deshalb ist es eine gewisse Herausforderung, die für das Anliegen bedeutsame Informationen zu erfragen. Da es sich beim Aufstellen um eine Einzelarbeit in der Gruppe handelt, steht dafür viel weniger Zeit zur Verfügung als im Einzelsetting. Außerdem verzichtet man im Seminar bewusst auf die Erhebung möglichst vieler Daten, um die Repräsentanten und die Aufstellungsleiterin nicht zu stark mit den Interpretationen der Klientin zu beeinflussen. Deshalb erfolgt zu Seminarbeginn eine kurze Einführung dazu, wie das Prozedere hin zur Entscheidung des zu wählenden Systemausschnitts erfolgt und welche Informationen eventuell erfragt werden (siehe auch Abschn. 6.1), etwa:

»Zum Herkunftssystem gehören: ich, meine Geschwister und Halbgeschwister, die Eltern und ihre Geschwister, die

Großeltern und eventuell ihre Geschwister. Dabei werden die Schicksale von Systemmitgliedern so weit zurück berücksichtigt, als das Familiengedächtnis reicht, also überlieferte Informationen verfügbar sind. Wenn du also Informationen über Ereignisse in der Generation deiner Urgroßeltern hast, gehören sie auch dazu. Zum System gehören auch die, die für andere Platz gemacht haben, das sind z. B. frühere Herzensbindungen der Eltern, Frühgestorbene, Totgeborene. Abgetriebene Kinder oder Fehlgeburten werden nicht selbstverständlich in der Geschwisterreihe mitgezählt. Sie werden dann mit aufgestellt, wenn sie für die Aufstellenden eine Bedeutung haben. Die Informationen betreffen Ereignisse, die im System passiert sind: Symptome und Krankheiten, früher Tod, Ereignisse im Zusammenhang mit Krieg: Vertreibung, Flucht, Täter-/Opferschaft, Gefangenschaft.

Zum Gegenwartssystem gehören: ich, mein Partner/meine Partnerin, die gemeinsamen Kinder und die jeweiligen Kinder und die jeweiligen Herzensbindungen. Weitere Fragen können betreffen: Abtreibung, Fehlgeburten, (unerfüllten) Kinderwunsch.

Manchmal werden zu Familiensystemen auch nicht verwandte Personen gezählt, denen Familienangehörige in existenzieller Weise etwas verdanken oder schulden.«

> Für einen Teilnehmer war es beim Aufstellen seines Herkunftssystems selbstverständlich, dass er seinen Lehrer als »existenzielle Ressource« dazustellen wollte. Zu ihm hatte er sich aus seinem gewalttätigen Elternhaus geflüchtet und mehrere Wochen bei ihm gelebt. Dieser Lehrer habe ihm zu einem guten Schulabschluss verholfen.
>
> Für eine blinde Frau war es selbstverständlich, dass ihr Hund »live« mit in der Aufstellung stand.

Die für die Bearbeitung des persönlichen Anliegens relevanten Informationen werden dann in der sogenannten Rundenarbeit, im Vorgespräch und während des Aufstellungsprozesses erhoben.

### 4.6.1 Fragenkatalog zur Erstellung eines Genogramms

Welche Ereignisse in der Aufstellung thematisiert werden, wird je nach Fokus in Abstimmung mit der Klientin bestimmt.

*Herkunftssystem (vertikal):*

- »Ich«, Geschwister, Halb-, Adoptiv-, Pflegegeschwister, tot geborene Geschwister, Eltern und ihre Geschwister, Großeltern (und ihre Geschwister), eventuell Urgroßeltern (bei besonderem Schicksal)
- Jeweils Geburts-, Todesjahr (Todesursache)
- Eheschließung, Partnerschaft, Trennung, Scheidung
- »Herzensbindungen« der Eltern, soweit bekannt
- Ethnie, Religion
- Besondere Schicksale (früher Tod; Unfall; organische, psychische Probleme; Drogen-, Alkoholkonsum; Arbeitsprobleme; Ereignisse im Zusammenhang mit Krieg wie Vertreibung, Flucht, Täter-, Opfererfahrung; »schwarze Schafe«, Gesetzesübertretung)
- Der eigene »Platz« im System: Wo aufgewachsen? Innerlich eher bei Vater, Mutter, Großelternteil? Geschwisterthemen?
- Besondere biografische Ereignisse, z. B. bezüglich Geburt, Trennungserfahrungen, Traumata
- Eventuell: Gründe für Namensgebung; Ausbildung, Beruf; wer lebt(e) noch im Haushalt (z. B. Kindermädchen)?; wichtige andere Personen
- Eventuell: nicht verwandte Personen (in seltenen Fällen auch Tiere), denen Familienangehörige in existenzieller Weise etwas verdanken oder schulden (Adoptiv-, Pflegeeltern, Kindermädchen).

*Gegenwartssystem (horizontal):*

- »Ich«, Partner/in, gemeinsame/jeweilige Kinder: leibliche, Pflege-, Adoptiv-, tot geborene Kinder

- (Erste) Erfahrungen mit Liebe, Sexualität
- Herzensbindungen/Partnerschaften
- Wünsche an die Partnerschaft
- Bei Trennungen: Wer hat sich innerlich, wer hat sich äußerlich verabschiedet und wie?
- Wer hat wen mehr gewollt?
- Kinderlosigkeit, Schwangerschaft, Fehlgeburt, Abtreibung, Kindstod
- (Unerledigte) Angelegenheiten aus der Paargeschichte (Kränkungen, Verluste, Krankheit etc.)
- Informationen aus dem Herkunftssystem: Herzensbindungen der Eltern, wer hat wen mehr gewollt? Wie haben sie Partnerschaft gelebt? Schicksale von Männern/Frauen im System.

# 5 Charakteristika der Praxis von Systemaufstellungen

## 5.1 *Wahrnehmung mit allen Sinnen und Handlungsdialog*

Beim Aufstellen wird ein subjektives inneres Bild von Beziehungen in eine *räumliche Darstellung* übersetzt, indem Positionen und Relationen im Raum als Ausdruck von Beziehungsqualitäten genutzt werden. Das externalisierte Bild kann sich explizit auf ein bestimmtes Lebensalter beziehen (zum Beispiel bei der Arbeit mit sogenannten Ego-States); üblicherweise jedoch wird die Klientin eingeladen, sich nicht an bestimmte Situationen zu erinnern, sondern »Abstand von der Zeit« zu nehmen und das Bild beim Aufstellen entstehen zu lassen. Dies impliziert, dass es sich nicht um situativ sich ständig ändernde, volatile Bilder handelt, sondern um relativ stabile Repräsentanzen, wie sie sich über längere Zeit im Sinne von handlungsleitenden Schemata gebildet haben. Man könnte diese externalisierte Sicht der Klientin auch als »Kondensat einer Beziehungsbeschreibung« (Simon in Weber, Schmidt u. Simon 2007) bezeichnen.

Dieser extrem verdichtete Prozess ermöglicht die Erfassung eines Systems oder mehrerer Systeme »mit einem Blick«, zum Teil zeit- und raumübergreifend, wenn z. B. Vertreter bzw. Vertreterinnen mehrerer Generationen aufgestellt werden. In Sprache lassen sich diese komplexen Sachverhalte nur nacheinander benennen, was im Einzel- oder Paarsetting eher zu linearen Beschreibungen einlädt im Sinne von »Ich ziehe mich zurück, weil meine Frau nörgelt« und »Ich nörgle, weil er sich zurückzieht«. Im Aufstellungsbild hingegen stehen die Repräsentanten zueinander in Wechselwirkung, und es kann an mehreren Stellen gleichzeitig etwas passieren, insbesondere dann, wenn sie ihren Bewegungsimpulsen folgen. Zudem werden die

Oszillationen zwischen Fühlen, Denken und Sprechen in gewisser Weise »vergröbert«: Sie werden körperlich und emotional akzentuierter als im therapeutischen Gespräch. So können Repräsentanten »stellvertretend« etwas spüren und benennen oder tun, was der Klient (noch) nicht spüren kann oder erst dadurch, dass es gezeigt/gesagt wird.

Der hier beschriebene Aufstellungsprozess geschieht als *Trialog* zwischen Aufstellungsleitung, Klientin und den Repräsentanten im Aufstellungsfeld. Dadurch werden vielfältige Perspektiven berücksichtigt, und es entsteht ein simultaner Prozess von Informationsgewinnung und -generierung mit allen am Prozess Beteiligten. Dabei kommt ein Aspekt zum Tragen, der in sprachfokussierten Ansätzen fast völlig fehlt: Die aufgestellten Bilder ermöglichen eine direkte, subjektive Erfahrung auf *vielen Sinneskanälen* gleichzeitig: visuell, auditiv, kinästhetisch, motorisch-expressiv, emotional und kognitiv. Dadurch haben sie oft eine starke emotionale Wirkung – für die Repräsentanten, die Beobachter und die (zunächst zuschauenden) Klienten. Die unterschiedlichen Wahrnehmungsebenen betreffen einerseits die Selbstwahrnehmung auf verschiedenen Sinnesebenen, die Veränderung dieser Wahrnehmung durch Einnahme verschiedener Positionen im Raum und den Abgleich der Eigenwahrnehmung mit der Wahrnehmung von Repräsentanten und Leitung. All diese Faktoren können dazu beitragen, dass Prozesse gleichzeitig intensiviert und (im Vergleich zu sprachlichen Prozessen) verkürzt oder beschleunigt werden.

Entwicklungsgeschichtlich sind körperliche Erfahrungen lange da, bevor sie versprachlicht werden können. Die Externalisierung innerer Bilder kann *frühe körperliche Erlebensinhalte* z. B. von Stress und Kontrollverlust relativ schnell aktivieren und wiederbeleben. Schon bei den Repräsentanten können starke Gefühle auftreten, das Hineinstellen der Klientin in eventuell belastende Bilder stellt eine *Exposition* von starken Emotionen dar. Das Wissen über und der verantwortungsvolle Umgang mit den damit verbundenen Risiken macht eine professionelle Anwendung dieser Arbeit unabdingbar. Eine angemessene Prozesssteuerung wird »hart an der Abwehrschranke entlang« zwischen einer potenziellen Übersteuerung emotionaler Erlebensebenen und einer Untersteuerung oder Vermeidung ausbalancieren. Dabei gilt es einzuschätzen, ob das Wiedererleben früherer Erfahrungen durch die Unterstützung einer Halt gebenden Gruppe transformiert werden oder ob eine Exposition zu Reizüberflutung und erneuter Überforderung führen kann.

Der Teilnehmer einer therapeutischen Jahresgruppe hatte sich im Lauf der Zeit zwar immer öfter in die Gruppe eingebracht, jedoch persönliche Mitteilungen über seine Lebens- und Familiensituation vermieden. Auch als er sein Herkunftssystem aufstellen möchte, kann er der Gruppe noch nicht verständlich machen, wie es ihm in seiner Familie erging und was sein Anliegen an die Aufstellung ist. Wir vereinbaren, sein Bild der Familie aufzustellen und gemeinsam anzuschauen. Außerdem wird er eingeladen, aus der Gruppe einen Zeugen für den Prozess zu benennen, mit dem die Leiterin gemeinsam reflektiert und zusammenfasst, was sie dem Bild entnehmen und was der Patient bisher nicht mitteilen konnte. Im Lauf der Aufstellung entwickelt sich eine Familienbiografie, in der er u. a. in Zusammenhang mit einer Lese-Rechtschreib-Schwäche massive Herabwürdigungen durch den Vater erlitten hat. Zwischendurch stellt er sich einmal versuchshalber ins Bild – da bricht es aus ihm heraus: »Bevor ich das Risiko eingehe, erniedrigt zu werden, sage ich lieber gar nichts mehr.« Er tritt aus dem Bild hinaus, nimmt dann den Vorschlag an, mehrere Personen aus der Gruppe auszuwählen, die sich nach seinem Bedarf und Bedürfnis um ihn herum postieren und ihn an Schulter, Rücken und Armen berühren und stützen. An sie angelehnt, sagt er: »Hier kann ich mich zeigen, hier probiere ich mich aus.« Und zur Familie hin: »Auf euch werde ich ein andermal wieder zurückkommen.«

Bei Patienten mit posttraumatischen Belastungssymptomen birgt die unabgesicherte Exposition mit dem Problembild das Risiko einer Retraumatisierung. Wenn entsprechende Informationen während des Aufstellungsprozesses auftauchen, erhält die Klientin sofort das Angebot, Distanz zum Bild herzustellen. Gerade hier ist es wichtig, dass die Hoheit über die Stimmigkeit des Prozesses an erster Stelle bei ihr und erst sekundär bei ihrer Stellvertreterin liegt. Die Klientin wird darin unterstützt, die Emotionsstärke des äußeren und inneren Prozesses zunehmend selbst zu steuern, zum Beispiel durch räumliche Annäherung an ihr vs. Distanzierung von ihrem Bild. So wird im Wortsinn geübt, eine eigene innere »Ordnung« herzustellen.

»Eine Patientin mit der Diagnose einer ›schweren Persönlichkeitsveränderung nach unbekannter Traumatisierung in der Kindheit‹ nahm nach ihrem Klinikaufenthalt im Zeitraum von drei Jahren an acht Aufstellungsseminaren als […] Beobachterin teil. In dieser Zeit machte sie eine traumabezogene Psychotherapie, besuchte eine Ergotherapie und begann parallel zu den Aufstellungsseminaren mit dem Aufschreiben ihrer Geschichte. Dabei schilderte sie auch eindrücklich ihre Erfahrungen in den Aufstellungsseminaren, zum Beispiel den Übergang vom Zuschauen zum Stehen als Stellvertreterin: ›Ich kann mich auf das, was hochkommt, verlassen. Es braucht mich zum Ausdruck, und ich überlasse mich ihm freiwillig. Mein Ich verschwindet, und das andere hat Raum, sich zu entfalten. Aber es nimmt mich nicht in Besitz. Ich muss nicht in der Stellvertretung bleiben und kehre nach der Aufstellung zu mir zurück.‹ In ihrer eigenen Aufstellung nach drei Jahren verabschiedete sie sich in einem Ritual von den Eltern und Brüdern. Sie schrieb danach: ›Ich bin jetzt am Wachsen und werde erwachsen werden; ich bin ausgezogen und werde für mich sprechen können mit meiner Stimme. Weil es mich jetzt gibt und weil ich lebe‹« (Martina u. Drexler 2004, S. 123).

Hierbei ist es von Vorteil, dass die Klientin die bisher innerpsychische Realität zunächst aus der *Außenperspektive* betrachten kann. Sie hat die Wahl, welche der räumlichen Metaphern sie aufgreifen möchte. Dies ermöglicht sowohl eine Distanzierung (von eventuell belastenden Aspekten des Bildes) als auch die eigene Erprobung unterschiedlicher Perspektiven. Die Risiken von belastenden Erfahrungen oder gar einer Retraumatisierung können durch die Arbeit mit Stellvertretern besser gesteuert werden: Die Klientin kann sowohl zuschauen als auch (zeitweise) selbst ins Bild treten. Durch eine therapeutische Ich-Spaltung in einen erlebenden und einen beobachtenden Teil können Therapeutin und Klientin besser steuern, inwieweit eine erlebensnahe Rückkehr zu biografischen Erlebnissen und regressive Prozesse gewünscht sind oder besser vermieden werden sollten.

Gleichzeitig wird erfahrbar, wie sich intensive Gefühle durch Platzwechsel und bestimmte Handlungen in der Aufstellung verändern können und bei den Repräsentanten nach Entlassung aus der Rolle wieder verschwinden. Damit einher geht – zunächst bei den Repräsentanten – die unmittelbare Erfahrung, nicht mit den eigenen Gedanken und Gefühlen identisch zu sein. Diese Erfahrung ist auch das vorrangige Ziel von Achtsamkeitsübungen. Wenn das gelingt,

> »ist das, was wir erfahren, nicht mehr ›mein‹ Gedanke, sondern lediglich ›ein‹ Gedanke und nicht mehr ›mein‹ Gefühl, sondern ›ein‹ Gefühl. Das kann uns vom hartnäckigen Haften an ›unseren‹ Gedanken, Meinungen und Gefühlszuständen befreien und uns eine umfassende Perspektive für größere Freiheit geben« (Kabat-Zinn u. Kabat-Zinn 2011, S. 107).

Sparrer (2004) empfiehlt, diese Erfahrung als »Nichtanhaftungstraining« in den Alltag zu übertragen.

Zusammengefasst, eignen sich Aufstellungen in idealer Weise, aktuelles Erleben in einen Verstehenskontext sowohl früher kindlicher Erfahrungen als auch mehrgenerationaler Dynamiken zu stellen. Damit verbundene schmerzhafte Affekte können erlebt, gezeigt, durchgearbeitet werden. Durch die aktive Unterstützung der Gruppe werden neue Beziehungserfahrungen möglich. Dabei werden das Wie und das Was idealtypisch verbunden: Es wird gespürt und verbalisiert, erlebt und kognitiv integriert. Das ganzheitliche »Be-Greifen« in Kombination mit der Zeugenschaft der Gruppe ankert das Erlebte für die Zukunft. In längeren Therapiegruppen und mit dem Faktor »Zeit« als maßgeblicher therapeutischer Ressource ist mit dieser Arbeit die Etablierung tief greifender neuer Schemata möglich.

## 5.2 Die Arbeit mit Repräsentanten und repräsentierender Wahrnehmung

Ein faszinierender Aspekt der Aufstellungsarbeit ist, dass die Klientin ihr inneres Bild mithilfe von Repräsentanten aus der Gruppe aufstellt, die selbst nicht ins Systemgeschehen involviert sind und wenig darüber wissen. Sie sind aufgefordert, auf Veränderungen von Körperempfindungen, auftauchende Bilder oder Impulse zu achten und sie bei Befragen mitzuteilen. *Repräsentierende Wahrnehmung* beschreibt das Phänomen, dass Repräsentanten in Aufstellungen körperliche Empfindungen bis hin zu Symptomen, Gefühlen und Bewegungsimpulsen entwickeln und verbalisieren, die zum Thema des aufstellenden Klienten passen.

Der Körper der Repräsentanten wird also als Wahrnehmungsorgan für die Beziehungsstrukturen eines fremden Systems genutzt.

Erfahrungsgemäß macht sich jeder, der erstmals in einer Aufstellung steht, »seine Gedanken«, merkt aber schnell, dass die Empfindungen, Gefühle und Körpersensationen auf bestimmten Plätzen wenig mit kognitiv naheliegenden Interpretationen zu tun haben. Ein Repräsentant kann weit außerhalb des Bildes stehen und sich einem anderen »ganz nahe« fühlen, und zwei können ganz eng beieinander platziert sein und fühlen sich jeweils mutterseelenallein. Dabei können auch Empfindungen auftreten, für die die Repräsentanten aus ihrer Lebenserfahrung heraus keine Erklärung haben.

Ein Stellvertreter äußerte in einer Aufstellung Unbehagen und Zweifel, ob er seine Empfindungen aus der Position des Vaters tatsächlich mitteilen solle. Von der Aufstellenden darin bestärkt, berichtete er von sexuellen Gefühlen gegenüber seiner Tochter im Bild. Diesbezügliche Annäherungen ihres Vaters wurden von der Aufstellenden bestätigt

Die Stellvertreter berichten häufig über Empfindungen oder Dynamiken aus dem System, die von den Aufstellenden erstaunt bestätigt oder – wenn sie ihnen vorher nicht bewusst waren – so doch in sehr vielen Fällen als stimmig angesehen werden. Dies ist auch in experimentell erzeugten Aufstellungssituationen der Fall, in denen die Repräsentanten nicht wissen, für wen sie gestellt wurden (verdeckte Aufstellungen). Dieses Aufstellungsformat wird zum Beispiel in beruflichen Kontexten eingesetzt, in denen jemand sein Anliegen bzw. das Ergebnis nicht inhaltlich aufdecken möchte. Es gilt als empirisch gesichert, dass die repräsentierende Wahrnehmung kein Zufallsprodukt darstellt: Verschiedene Versuchspersonen zeigten an ähnlichen Positionen in Aufstellungsbildern ähnliche Empfindungen (Schlötter 2005).

Repräsentanten machen also die Erfahrung, dass eigene Gefühle in den Hintergrund treten und dass sie intensive »fremde« Gefühle haben können. Diese wiederum sind durch Veränderung der Konstellation veränderbar, und durch Ablegen der Rolle verschwinden sie wieder. Die *Empfindensänderungen* durch Veränderung der Positionen im Aufstellungsprozess werden als Grundlage dafür genutzt, Umstellungen oder Prozessinterventionen anzubieten mit dem Ziel einer erlebten Verbesserung bei den Stellvertretern und der Klientin.

Kontrovers diskutiert wird, ob die Aussagen der Stellvertreter *Informationen über reale Ereignisse* im System geben können oder eine individuelle Sichtweise des Aufstellenden spiegeln. Tatsächlich gibt es zahlreiche glaubhafte Berichte, dass Stellvertreter etwas spüren bzw. benennen, was sich – wie

Nachfragen oder Nachforschungen im Nachhinein dann ergeben – auch faktisch ereignet hat. Die Erklärungsversuche für den Modus des Erkenntnisgewinns sind vielfältig (morphogenetische Felder, subliminale Wahrnehmung, Spiegelneurone ...), können sich im wissenschaftlichen Diskurs bisher jedoch nicht halten. Jedenfalls wird es unterschiedlich gehandhabt, wie viel Bedeutung Aufsteller den Aussagen und Handlungsimpulsen der Stellvertreter im Vergleich zu denen der Klienten geben. Eine eher klassische Variante ist, dass die Entwicklung der Aufstellung ganz den Aussagen der Repräsentanten folgt und die Aufstellungsleitung ausschließlich mit ihnen arbeitet. Der Aufstellende wohnt dem Geschehen lediglich als Zuschauer bei und wird erst am Schluss durch Hineinstellen ins (Lösungs-)Bild wieder einbezogen. Im hier vertretenen Vorgehen werden die Repräsentanten lediglich als »Hilfspersonal« des Prozesses gesehen, die »Hauptarbeit« findet im kontinuierlichen Austausch mit der Klientin statt. Auf diese Weise kann jederzeit gewählt werden, mit welchen Aussagen oder Aktionsangeboten von Stellvertretern weitergearbeitet wird. Damit erübrigt sich auch die Frage, ob manche Stellvertreter besser oder schlechter wahrnehmen und welche Übertragungsprozesse und Dynamiken ihre Aussagen beeinflussen – sie sind bei dieser Arbeit höchst vielfältig und komplex, auf jeden Fall nicht steuerbar.

Ich neige derzeit zu der Auffassung, dass die gestellten Bilder sowohl individuelle als auch kollektive Bedeutungszusammenhänge repräsentieren, dass sie einander konstituieren und dass Stellvertreter in einer externalisierten Beziehungsstruktur relevante Informationen des inneren Bildes einer Person generieren können. Es hat sich als faszinierend und nützlich für die Arbeit mit Aufstellungen gezeigt, mit den repräsentativen (nicht erklärenden) Aussagen der Stellvertreter zu arbeiten – ohne sich festzulegen, was genau sie nun »repräsentieren« mögen. Ob sie »die Wirklichkeit« oder eine von vielen Wirklichkeiten widerspiegeln, ist letztlich praktisch weniger relevant als die Frage, ob die angebotenen Informationen bedeutungsvoll für die Klientin sind und was sie damit macht. Dies wird besonders deutlich, wenn wir gestorbene Personen oder abstrakte Elemente (Krieg, Krankheit, Firma, Glück etc.) aufstellen. Wenn wir auch die Repräsentanten der Toten befragen, so werden wir doch nie erfahren, wie oder was der Tod ist, sondern wie er von lebenden Repräsentanten erfahren wird.

Zusammengefasst, werden die Aussagen der Stellvertreter wichtig, aber nicht zu ernst oder gar wörtlich genommen. Die »Sinn-Gebung« erfolgt gemeinsam mit der Klientin. Eine konkretistische Übernahme von Aussagen der Stellvertreter ohne externe Validierung leistet meines Erachtens unseriösen und gefährlichen mystischen Tendenzen Vorschub, wenn zum Beispiel Aufstellungen als »Vaterschaftstests« missbraucht werden oder »Kontakt mit Toten« aufgenommen wird.

### 5.3 Arbeit mit Sätzen

Der Umgang mit Sprache bei den Familienaufstellern war ursprünglich stark durch B. Hellinger geprägt, der »altmodische« Worte wiedereingeführt (z. B. »Ebenbürtigkeit«, »Sippe«, »Herzensbindung«) und Sprache meistens nicht beschreibend, sondern auffordernd benutzt hat. Dabei scheute er sich nicht, mit autoritärer Überzeugung eine Aussage zu machen, die er fünf Minuten später mit gleicher Überzeugung über den Haufen warf.

> »Wenn Hellinger ›Feuer!‹ ruft, geht es unter Umständen darum, dass jemand aus dem Haus geht, aber es geht nicht um die Beschreibung des Hitzegrades von etwas« (M. Varga v. Kibéd, pers. Mitteilung).

Einen apodiktisch und ambivalenzfrei anmutenden Umgang mit Sprache findet man auch in Vorgehensweisen der provokativen Therapie (F. Farrely), bei der Verwendung von Sonden in der Körpertherapie (D. Revenstorf) oder bei sogenannten Ordeal-Aufträgen[3] systemischer Familientherapeuten (J. Ha-

3 Bei Ordeal-Aufträgen werden Klienten so unangenehme Hausaufgaben zugemutet, dass sie lieber ihr Symptom aufgeben, als die Hausaufgaben zu erfüllen.

ley). Diese Art verbaler Interventionen setzt eine sehr gute Beziehung mit der Klientin, eine humorvolle Distanzierungsmöglichkeit und die Bereitschaft des Therapeuten voraus, aus diesem Interaktionsangebot auch auszusteigen. Aus dem Kontext gerissen, sind diese Interventionen nicht nachvollziehbar und vor allem dann problematisch, wenn sie vor einer weitgehend uninformierten Öffentlichkeit praktiziert, medial vermarktet und – wie eine Zeit lang üblich – schematisch und rezeptbuchartig als »lösende Sätze« angeboten werden. Im Folgenden wird versucht, einige Besonderheiten im Umgang mit Sprache bei der hier vorgestellten Form der Aufstellungsarbeit zu beschreiben.

Die Bedeutung von Sprache ist in körperbetonten Methoden generell eine andere als bei eher »sprechlastigen« Ansätzen. Es wird darauf geachtet, dass nicht zu viel »über« etwas und aus der Außenperspektive gesprochen wird. Informationen entstehen vielmehr aus der Erfahrung, »wie« etwas erlebt wird und sich in der gegenwärtigen Interaktion zeigt. Während der Aufstellung kommt der Arbeit mit Sätzen ein besonderer Stellenwert zu. Diese Sätze werden den Repräsentanten/der Klientin von der Therapeutin angeboten mit dem Hinweis, sie zu prüfen und nachzusprechen, wenn sie als stimmig erlebt werden. Andernfalls werden sie entsprechend abgewandelt. Es werden hier drei Formen sprachlicher Interventionen unterschieden: *diagnostische, kurative* und *performative* (Sonden-)Sätze. Die Sondentechnik stammt aus der Hakomi-Tradition der achtsamkeitsbasierten Körperpsychotherapie. Als Sonden werden verbale oder nonverbale Schlüsselreize bezeichnet, die dem Klienten im Zustand verstärkter Achtsamkeit angeboten werden mit der Einladung, seine Reaktionen auf die Sonde zu beobachten. Es kann sich auch um Vorschläge für Berührungen, Bewegungen (z. B. Distanzregulierung) oder Körperhaltungen (z. B. Verneigung und Aufrichtung) handeln.

Mit einer *diagnostischen Sonde* wird die prägnante Zusammenfassung und Bewusstmachung dessen versucht, was der

Klient/Repräsentant körperlich und sprachlich ausdrückt, aber nicht sagt.

Eine Klientin berichtet bei der Anliegenklärung in Anwesenheit ihres Ehemanns lange, ausführlich, vorwurfsvoll und ungnädig über ihre Beziehungsprobleme. Nach einiger Zeit bietet die Therapeutin ihr folgenden Satz an: »Sagen Sie doch einfach mal zu Ihrem Mann: ›Eigentlich ist es vorbei.‹« Die Klientin weist diese Behauptung empört zurück. Daraufhin bietet ihr die Therapeutin den Satz an: »Eigentlich möchte ich dich gern behalten.«

Als diagnostische Sonde können auch Formulierungen dafür angeboten werden, schwierige Erfahrungen und Gefühle auszusprechen und verletzte Grundbedürfnisse zu benennen (»Das war schlimm für mich«, »Ich hätte deinen Schutz gebraucht«, »Du hast mich nicht gesehen«).

*Kurative Sonden* sind:

- Angebote von Sätzen an die Stellvertreter, die auf ein (frustriertes) Grundbedürfnis beim Klienten zielen (»Es tut mir leid«, »Ich wäre gern für dich da gewesen«, »Jetzt sehe ich dich«, »Du gehörst dazu«). Wenn sich aus dem Prozess ergibt, dass die Eltern einen solchen Satz prinzipiell hätten sagen können oder wollen, kann er hier z. B. einem elterlichen Stellvertreter vorgeschlagen werden. Der Klient erlebt in einer Altersregression die Eltern so, wie er sie damals gebraucht hätte. Wenn der Satz und die Szene zu dem damals unbefriedigten Grundbedürfnis passen und mit körperlichen Aktionen (Berührung, Umarmung, Gehaltenwerden oder respektvoller Distanz) einhergeht, können eine körperlich sichtbare, emotional starke neue Erfahrung und ein positives inneres Gegenbild zur eigenen erlebten Geschichte etabliert werden. Die Idee dabei ist, unerfüllte Bedürfnisse aus der Kindheit symbolisch zu befriedigen und körperlich so zu verankern, dass dadurch die Bahnung neuer Verhaltensmuster eröffnet wird. Eine Variante ist, die Klientin entsprechende Sätze (aus der Erwachsenenposition) selbst sagen zu lassen, zum Beispiel: »Ich kann stolz auf mich sein«, »Schau freundlich, wenn ich es auf meine Weise tue – ich tue es auf jeden Fall«, »Ich habe lange für euch gesorgt, jetzt schaue ich auf mich«.

- Rituelle Sätze zur Anerkennung und zum Aussprechen von (bisher nicht anerkannten) Tatsachen durch die Klientin: »Du gehörst dazu«, »Du bist mein Vater«, »Ich bin der Jüngste«.
- Ableitungen aus den kurativen Prinzipien: »Ich bin der Jüngste – und inzwischen auch erwachsen«, »Du warst seine erste Frau – und ich bin jetzt die Nummer 1«, »Ich habe viel für dich getan – schau freundlich, wenn ich jetzt mein Eigenes tue«.

Bei *performativen Sätzen* wird das gesprochene Wort mit einer Handlung verbunden, bzw. der Satz selbst entspricht schon einer Probehandlung: »Ich gebe dir jetzt einen Platz«, »Ich danke dir«, »Ich nehme dich jetzt als meine Frau«. Performative Sätze sind feste Bestandteile von Ritualen. Sie können mit körperlichen Aktionen bezüglich Ausdruck, Körperhaltung (Verneigung, Aufrichtung), Bewegung (Hinbewegung, Distanzierung) kombiniert und geankert werden (siehe Abschn. 4.5).

Sonden verfehlen ihre Wirkung, wenn sie schematisch vorgegeben und von der Klientin lediglich nachgesprochen werden, aber nicht gemeint sind. Auf Therapeutenseite geht es weniger um das Anbieten des »richtigen« Satzes als um die forschende Haltung, mit der ein Satz angeboten wird – und diese Haltung ermöglicht es der Klientin jederzeit, den Satz abzulehnen oder eine eigene stimmige Formulierung zu suchen.

## 5.4 Rituale

> *»Eine gewisse Demut erweist sich als angemessen,*
> *die gemildert wird durch die Würde oder Freude,*
> *Teil von etwas viel Größerem zu sein.*
> *Ein Teil – wenn Sie so wollen – von Gott.«*
>
> G. Bateson (1983, S. 593)

Menschliche Gesellschaften haben über alle Zeitalter hinweg Rituale entwickelt: Rituale des Opfers, der Heilung, der Reinigung, des Alltags, der Machtdemonstration, des Übergangs. Ein Ritual ist eine nach festen Regeln durchgeführte feierliche Handlung vor Zeugen. Eine übliche Funktion von Ritualen ist das Aufrechterhalten von Ordnung, von Strukturen und Sinnsystemen, also die Bestätigung dessen, was ist. Übergangsrituale beziehen sich auf Situationen, in denen Menschen oder Gemeinschaften existenzielle Übergänge und soziale Wandlungsprozesse vollziehen (müssen), beispielsweise Geburt, Pubertät, Hochzeit, Tod. Sie dienen der Unterstützung bei dem jeweiligen Übergang. Wichtige Charakteristika sind der formalisierte Ablauf, der Einsatz von symbolischen, Sinn gebenden Handlungen, die sich von täglichen Handlungen unterscheiden, die Einbeziehung transzendentaler Aspekte. Übergangsrituale klären und regeln Fragen von Zugehörigkeit, Autonomie und Bindung, Verantwortung, Schuld und Unschuld, Krankheit und Heilung. Sie

> »initiieren und begleiten die für solche Prozesse notwendige Um- und Neuorientierung und lenken diese in Bahnen, die den Werten der jeweiligen Kultur entsprechen« (Baxa 2004).

Therapeutische Prozesse werden häufig mit *Übergangsritualen* verglichen (siehe z. B. Imber-Black, Roberts u. Whiting 1993; Klein 1998; Welter-Enderlin und Hildebrand 2002; Baxa, Essen u. Kreszmeier 2002). Auch Aufstellungen weisen die Merkmale eines Übergangsrituals auf, wie es van Gennep (1909) in drei Stufen beschrieben hat: *Trennung, Umwandlungs-* oder

*Schwellenphase* und *Wiederangliederung*. Diese Charakteristika sind in Aspekten der Aufstellungsarbeit insgesamt und in einzelnen Teilen verdichtet enthalten:

Im Unterschied zu interaktionellen Gruppen ist der Ablauf von Aufstellungsseminaren relativ standardisiert. Schon das Setting hat Aspekte eines Rituals. Es ist öffentlich und gleichzeitig geschützt, es wird eine von allen gemeinsam erzeugte und geteilte Wirklichkeit kreiert, und was geschieht, wird durch Beteiligung und Zeugenschaft der anderen validiert und bekräftigt. Jeder Teilnehmer steht am Ufer seines Problems, das er verlassen möchte, und er weiß noch nicht, wie er wegkommt und was ihn am anderen Ufer erwartet. Auch der Ablauf einer Aufstellung selbst hat eine tendenziell gleichbleibende Struktur, die sich wesentlich von Aktivitäten des Alltags unterscheidet. Der sichere Rahmen und die klare Rollenverteilung im Aufstellungsprozess sowie die Vermeidung von Übertragungsdynamiken zwischen den Gruppenmitgliedern zugunsten des individuellen Prozesses verdichten das intensive, direkte Erleben.

Mit *Trennung* ist das Verlassen des vertrauten Bezugsrahmens und gewohnter Handlungsabläufe gemeint. Nachdem entschieden wurde, welcher Systemausschnitt aufgestellt wird, wird der Prozess zu etwas Besonderem, das sich vom Alltag und der Alltagskommunikation explizit unterscheidet. Klientin, Repräsentanten und Aufstellungsleiterin verlassen die alltägliche Welt und treten in eine andere Zeit, eventuell in sich überlagernde Zeitdimensionen ein. Die Repräsentanten begeben sich wie in ein fremdes System, die aufstellende Person nimmt eine partielle Dissoziation vor, indem sie auch eine Stellvertreterin für sich selbst wählt und sich dann zunächst in eine Zuschauerposition begibt. Der Aufstellungsvorgang selbst wurde häufig mit tranceartigen Vorgängen verglichen, bei denen sich das Zeitempfinden verändert. Zeit kann sich verlangsamen oder in einem extremen Zeitraffer vollziehen, z. B. wenn in einem Bild (zum Teil tote) Vertreter mehrerer Generationen aufgestellt werden.

Die *Umwandlungsphase* ist charakterisiert durch eine Grenzerfahrung mit Chaos, Unstrukturiertheit und Mehrdeutigkeit. Einerseits kündigt sich Veränderung an, andererseits ist noch nicht absehbar, wohin sie gehen wird. Im Aufstellungsprozess entfalten zunächst die Repräsentanten ihre Äußerungen und Bewegungsimpulse, auf die der Klient und die Leiterin keinen Einfluss haben und mit denen sie erst einmal zurechtkommen müssen. Sie können mit Gefühlen der Verwirrung, der Orientierungslosigkeit und Angst verbunden sein. Diese Phase kann, muss aber nicht mit einem rituellen Vollzug im eigentlichen Sinn, dem Überqueren einer Schwelle und entsprechenden symbolischen Handlungen und Sätzen, abgeschlossen werden. Das Überqueren der Schwelle kann »sinn-bildlich« erfolgen, indem zum Beispiel mit Tüchern oder Seilen die Grenze zum Herkunftssystem markiert wird, der Klient sich vom alten System verabschiedet und sich über die Schwelle in sein »eigenes Land« begibt. Auch beim Rückgaberitual geht es um Abschied (von einer Delegation, einer Aufgabe, einer Verpflichtung) und Neubeginn, z. B. die Übernahme von Selbstverantwortung. Hier spielen das Timing und der »richtige Moment« eine entscheidende Rolle dabei, ob das Ritual Bedeutung für den anstehenden Alltag erlangen oder lediglich in der Aufstellungssituation absolviert wird.

Im Aufstellungsprozess hatte sich die Stellvertreterin der Klientin aus ihrer ursprünglichen (parentifizierten) Position hinausbewegt. Es war deutlich geworden, wie stark sich die Klientin für beide (inzwischen verstorbenen) Eltern verantwortlich gefühlt hatte. Der vor den Eltern stehenden Stellvertreterin der Klientin wurde ein schwerer Stein überreicht, den sie sofort bei den elterlichen Stellvertretern »abgeben« wollte. Das Hineinstellen der Klientin selbst zeigte deutlich ihr Zögern. Die Aufstellung wurde beendet mit ihrem Satz: »Ich behalte eure Last noch, und wenn es so weit ist, gebe ich sie euch beiden zurück.« Sie schrieb später der Therapeutin, dass sie den Schritt vollzogen habe: Sie habe den Eltern einen Brief geschrieben und zu ihnen auf den Friedhof gebracht.

In der *Wiederangliederungsphase* nimmt der Klient im Vergleich zum Anfangsbild einen anderen Platz in der Aufstellung ein, und er betritt ihn selbst. Auch hier können rituelle Gesten und Handlungen in Verbindung mit gesprochenen Sätzen erfolgen. Sie stellen ein Probehandeln vor der Zeugenschaft der Gruppe dar.

Eine Patientin schreibt, nachdem sie drei Jahre lang an einer Aufstellungsgruppe teilgenommen hatte: »Das alles kommt mir im Moment vor wie in diesen alten Märchen, in denen Menschen in die Unterwelt gehen und verschiedene Prüfungen ablegen müssen, damit sie dann ein gutes und reichhaltiges Leben führen können« (nach Martina u. Drexler 2004, S. 123).

Das starke sinnliche Erleben erleichtert ein Ankern »des neuen Platzes« und eine veränderte Sicht auf die eigenen Lebenszusammenhänge. Die damit verbundenen neuen Bilder, Haltungen und Gefühle bleiben hochsymbolisch: »Ich nehme dich jetzt als meine Frau«, »Ich lasse die Verantwortung bei dir, du musst sie tragen«, »Ich nehme jetzt mein Leben in die Hand«. »Die Aufstellung ist (also) nicht das Leben« (Klein 1998, S. 171), und die künftige Aufgabe besteht in der Umsetzung und Integration der Ritualerfahrung »in der wirklichen Welt«.

Zusammengefasst, kann Aufstellungsarbeit unter dem Ritualaspekt als symbolische Reorganisation von Strukturen beschrieben werden, die zuvor in einem ungünstigen Verhältnis zueinander standen. Die Suche nach einem besseren Platz für die aufstellende Person ist auf besondere Weise das Gesamtwerk einer Gruppe, in der diese Person Zugehörigkeit, Anteilnahme und Unterstützung erfährt. Im Prozessverlauf sind unterschiedliche Ritualhandlungen und die Verwendung ritualisierter Sätze zur Veränderung von Beziehungen möglich, die durch ihre räumliche und symbolische Inszenierung erlebnisintensiv und alltagstranszendierend wirken. Solche Rituale sind zum Beispiel:

- Rückgaberituale (symbolische Rückgabe von übernommenen Gefühlen oder Aufgaben)
- Rituale zur Mobilisierung von Ressourcen (z. B. durch das Aufstellen von hilfreichen Personen im Rücken: Ahnen; Gruppenmitgliedern, Schutzengeln, der Ressourcen selbst)
- Rituale der Würdigung (z. B. Verneigung und Aufrichtung)
- Rituale der Zuwendung und Kontaktaufnahme (z. B. mit ausgeschlossenen, vergessenen Familienmitgliedern)
- Abschieds- und Trauerrituale (z. B. durch Berührung der Stellvertreter von Toten).

Eine Frau berichtet, dass sie das Zimmer ihres vor 20 Jahren verunglückten Sohnes immer noch unverändert pflege. Nun nahe sein 40. Geburtstag, und sie erwäge immer wieder, das Zimmer aufzulösen, bringe dies jedoch nicht übers Herz. Wir entscheiden gemeinsam, einen Stellvertreter für den Sohn in einiger Entfernung auf die Erde zu legen. Die Frau bleibt zunächst neben mir sitzen, spricht ihn an und erzählt die Geschichte seines Todes. Sie habe sich nicht von ihm verabschieden können, wolle dies nun aber endlich tun. Es ist dann ihr eigener Wunsch, sich zu der Person am Boden hinzusetzen, sie anzufassen und sich zu verabschieden. Die Leiterin hat inzwischen eine Person für das »Leben« aufgestellt. Ihr wendet sich die Klientin zum Abschluss zu mit dem Satz: »Ich schaue dich mal an.«

Wir stellen also auch tote Personen oder abstrakte Begriffe auf wie Glück, Schicksal oder Zukunft. Damit nähern wir uns

Themen an, die sonst oft schwer zugänglich sind: Fragen nach metaphysischen Grundwerten, nach Sinn, Mitgefühl, Leben und Tod. Das macht wohl einen Aspekt der großen Anziehungskraft dieser Arbeit aus. G. Weber hat einmal gesagt, das Familienstellen sei eine neuzeitliche Möglichkeit, wieder auf gute Weise Anschluss an die Ahnen zu schaffen – Anschluss und Würdigung, wie sie seit Menschengedenken in fast allen menschlichen Kulturen zum religiösen Vollzug gehören.

Ein Mann berichtete bei der Anliegenklärung über Probleme in allen Lebensbereichen. Beim Versuch, einen Fokus zu finden, wiederholte er mehrfach, die tote Mutter seiner Halbbrüder sitze »ihm im Nacken«, er wolle sie »loswerden«. Diese Formulierung stieß auf Unverstehen und Befremden in der Gruppe, zumal er sie nicht weiter erklären konnte. Trotz Zurückhaltung bezüglich dieses Anliegens beschloss die Aufstellerin nach drei Tagen, seinem Wunsch nach Aufstellung des Herkunftssystems nachzukommen. Sein Vater hatte nach dem Tod seiner ersten Frau im Kindbett relativ schnell die Mutter des Klienten geheiratet, um auch seine zwei Söhne aus erster Ehe versorgt zu wissen. In der sukzessive erweiterten Aufstellung wurde die Geschichte noch einmal in vielen kleinen Prozessschritten »durchgespielt«: Die große Liebe des Vaters zur ersten Frau, sein für alle Söhne und die zweite Frau lebenslang spürbarer Schmerz wegen des Verlusts, verschiedene Symptomentwicklungen der Halbbrüder, die Lebensschuld des Klienten. Am Ende der Aufstellung legte er sich auf eigenen Wunsch vor die Stellvertreterin der ersten Frau mit den Worten: »Ich bin da, weil du gestorben bist«, und bat sie um ihren Segen.

Das Risiko bei der Arbeit mit Ritualaspekten liegt wieder in der Persönlichkeit des Therapeuten. Einerseits hat er eine exponierte Position bei der Begleitung des Geschehens, andererseits ist er aber auch integraler Teil des Prozesses: »Seine Position ist exklusiv und inklusiv, Einfluss nehmend und demütig zugleich« (Klein 1998, S. 172). Es bedarf eines genauen Abwägens, damit die ausgewählten Symbolhandlungen und Sätze anschlussfähig im Hinblick auf die Bedeutungswelt des Klienten sind, sodass sie nicht einerseits »aufgeladen« und gleichzeitig – für den Klienten – leer sind.

# 6 Zum Ablauf eines Gruppenseminars

Zu den Seminaren können sich Teilnehmer und sogenannte beobachtende Teilnehmer über das Sekretariat anmelden. Beobachtende Teilnehmer arbeiten nicht explizit an eigenen Themen, sind aber aktiv als Repräsentanten an den Aufstellungen beteiligt, wenn sie das möchten. In meiner Seminarausschreibung wird empfohlen, zuerst als Beobachterin teilzunehmen, um die Vorgehensweise und die Seminarleitung kennenzulernen. Auch niedergelassene Kollegen schicken Patienten mit klinischen Symptomen/Diagnosen zunächst als beobachtende Teilnehmer. Bei einer Teilnahme am Seminar ist der Aufstellungsprozess dann in die therapeutische Einzelarbeit eingebettet. Auf diese Weise ergeben sich manchmal idealtypische therapeutische Prozesse, in denen settinggebundene Wirkfaktoren der Gruppe mit methodengebundenen Wirkfaktoren der Einzeltherapie über einen langen Zeitraum kombiniert werden können.

Die Heidelberger Forschungsgruppe hat bei ihrer Studie zur Wirksamkeit von Systemaufstellungen den Versuch unternommen, den Ablauf der von G. Weber und D. Drexler durchgeführten Seminare standardisiert zu beschreiben. Dabei wurde zwischen dem Seminarrahmen und den Handlungen außerhalb der Einzelaufstellungen sowie zwischen verbindlichen und optionalen Elementen von Einzelaufstellungen unterschieden (Weinhold et. al. 2014). Es ist für mich ein interessanter Selbstversuch, diese von forschenden Beobachtern zusammengestellten Elemente des Seminarablaufs bei der folgenden Beschreibung meiner dreitägigen Gruppenseminare zu berücksichtigen und um persönliche Anmerkungen zu ergänzen.

## 6.1 Warm-up: Rahmung und Kennenlernen

Die Vorbereitung der Klienten für eine Gruppe gilt als einer der am besten gesicherten Prädiktoren für die Effektivität von Gruppentherapie (Mattke 2009). Eine solche Vorbereitung ist im hier vorgestellten Kurzzeitsetting nicht einheitlich gewährleistet. Die Teilnehmerinnen kennen sich untereinander und manchmal auch die Leitung noch nicht, kommen aber mit bestimmten Vorerfahrungen und Erwartungen. Deshalb wird auf das Kennenlernen, die affektive Rahmung, die Vermittlung eines Rahmenmodells für das Seminar und die Schaffung eines vertrauensvollen Klimas zu Beginn der Gruppe besonderer Wert gelegt.

### 6.1.1 Begrüßung und Organisatorisches

Zu Beginn gebe ich Informationen zur Organisation (Zeiten, Pausen, Regeln der Zusammenarbeit, Verwendung des Arbeits-Du im Seminar, Rolle der Teilnehmer und der Beobachter) und eine Einführung, wie ich das Seminar und Aufstellungen durchführe. Ich weise auf die Wichtigkeit und Verantwortung jedes Einzelnen für sich selbst und den Gruppenprozess hin und informiere über meine Rolle in diesem Prozess.

### 6.1.2 Informationen zu Systemaufstellungen

Erfahrungsgemäß kommen Personen mit länger dauernden Problemen, Fragestellungen oder Symptomen. Um überzogenen Erwartungen im Sinn einer Ultrakurztherapie vorzubeugen, hat sich die Metapher vom Boot des Lebens bewährt, das gestrandet ist oder sich irgendwo verfangen hat: »Aus meiner Sicht haben wir gut gearbeitet, wenn das Boot einen ›Anstoß‹ erhält, um wieder in Fahrt zu kommen. Eine Aufstellung kann sinn-bildlich helfen, ein stärkendes inneres Bild zu bekommen für das, was dafür im Wort-Sinne ansteht.«

### 6.1.3 Erläuterungen zur eigenen Arbeitsweise und zu möglichen Interventionen

Es folgt eine kurze Einführung, welche Informationen über System und Person eventuell relevant sind. Manche Aufsteller versenden im Vorfeld auch ein Informationsblatt und einen Fragenkatalog hinsichtlich der biografischen Daten, wie sie zum Beispiel im Genogramm erfragt werden (siehe Abschn. 4.6). Ebenfalls zu Beginn wird auf die wichtige Bedeutung hingewiesen, die ich der Anliegen- und Auftragsklärung gebe. Aufstellungen von Systemen bringen eine Fülle von Anregungen und Informationen. Wenn wir weit genug zurückgehen, werden wir in jeder Familie einen Mörder finden. Es hängt also stark vom Anliegen ab, welchen Systemausschnitt wir wählen und auf welche Informationen wir fokussieren:

»Wenn wir jetzt also eine Vorstellungsrunde machen, nenne bitte kurz deinen Namen, in welchen Bezügen du lebst und dein Anliegen. Das ist eine besondere Herausforderung, denn uns allen fällt es in der Regel leichter, Probleme zu beschreiben als das gewünschte Ziel. Auch dass wir uns bei den erhobenen Informationen eher auf Ereignisse in Familien und weniger auf persönliche Erlebnisse beschränken werden, ist zunächst ungewohnt. Manchmal werde ich den Erzählfluss Einzelner oder Diskussionen abkürzen oder unterbrechen. Dies geschieht nicht, um dich zurechtzuweisen oder zu provozieren, sondern um mir und den Stellvertretern nicht zu viele Informationen vor der Aufstellung zu geben«.

### 6.1.4 Instruktionen zur Auswahl und Positionierung von Stellvertretern

»Wenn wir uns geeinigt haben, welchen Systemausschnitt du für die Bearbeitung deines Anliegens aufstellen möchtest, wählst du aus der Gruppe Repräsentanten für die entsprechenden Personen aus. Sie stehen zunächst alle auf, und dann stellst du sie, deinen inneren Bewegungen folgend, gesammelt und ohne Worte auf einen Platz im Raum. Das Bild entsteht beim

Stellen, es sind keine weiteren Anweisungen zu Mimik, Gestik, Körperhaltung notwendig.«

Es kommt eine Vielzahl von Faktoren in Betracht, welche (unbewussten) Kriterien bei der Wahl von Stellvertretern eine Rolle spielen. Das können äußerliche Ähnlichkeiten, Sympathie/Antipathie und komplexere Übertragungen sein. Üblich ist, dass Frauen von Frauen und Männer von Männern vertreten werden, eine gegengeschlechtliche Wahl öffnet Raum für Hypothesen (»Wollten deine Eltern lieber einen Jungen?« »Wärst du lieber ein Junge gewesen?« Etc.). Es kam auch schon vor, dass die Leiterin für eine Teilnehmerin die Stellvertreter ausgewählt hat, da sie sich nicht entscheiden konnte, oder dass die Stellvertreter vom Klienten nur ausgewählt und dann aufgefordert wurden, sich selbst einen Platz im Raum zu suchen. Mit diesem Ausgangsbild wurde dann die Aufstellungsarbeit begonnen.

### 6.1.5 Instruktionen für die Rolle als Stellvertreter

»Wenn du innerlich bereit bist, eine Rolle zu übernehmen, ist die Vorstellung hilfreich, dass du aus deinem eigenen System hinaus- und wie in ein fremdes System hineintrittst. Natürlich nehmen wir ›uns immer mit‹, und manchmal werden wir nicht zufällig in bestimmte Rollen gewählt. So klingen in Aufstellungen häufig eigene Themen an. Es kann aber auch ganz anders sein: Auf den Plätzen können Gefühle oder Impulse auftauchen, die du aus deinem Alltag so nicht kennst und die dir als Person fremd erscheinen. Ich werde im Verlauf der Aufstellung jeden nach seinen Empfindungen fragen mit der Bitte, sie möglichst kurz und prägnant mitzuteilen. Dabei geht es nicht darum, das aufgestellte Bild zu verstehen und Hypothesen darüber anzustellen, sondern vielmehr darum, ob sich Empfindungen oder Impulse auf diesem Platz einstellen. Bitte habt Verständnis, dass ich euch unterbreche, wenn zu viele Interpretationen in eure Aussagen einfließen. Erfahrungsgemäß wird man innerhalb kurzer Zeit immer sicherer in seiner Wahrnehmung. Es kann vorkommen, dass Plätze anstrengend sind und belastende Gefühle auftreten. Deshalb ist es wichtig, nach der Aufstellung bewusst aus der Rolle zu gehen«.

### 6.1.6 Fragen zum Vorgehen

Nach diesem informellen Teil haben alle Beteiligten die Möglichkeit, Verständnisfragen und Fragen zum Vorgehen zu stellen.

### 6.1.7 Vorstellungsrunde und erste Anliegenklärung

In der Vorstellungsrunde werden erste Informationen über das Anliegen und den Lebenskontext erhoben. Von Beginn an wird versucht, weniger eine umfassende Problembeschreibung als eine Fokussierung des Problems und des angestrebten Ziels zu erreichen. Die aktive Regulierung der Informationserhebung durch die Leiterin und die Unterbrechung von Beziehungsbeschreibungen und Interpretationen zugunsten von Fakten aus der Familiengeschichte sind ein sensibler Prozess bei der Beziehungsgestaltung, der ständig neu auszutarieren ist und die Klientin einerseits fordern, aber andererseits nicht brüskieren sollte. Dies löst in den Teilnehmern anfangs einige Widerstände, aber letztlich intensive Suchprozesse dahin gehend aus, den eigenen Kompetenz- und Veränderungsraum auszuloten. Dabei kommen Standardmethoden der systemischen und lösungsorientierten Kurztherapie zum Einsatz, wie zum Beispiel Aspekte der Wunderfrage: »Nehmen wir an, dieses Seminar wird für Ihr Anliegen sehr hilfreich sein (das ›Wunder‹): Woran werden Sie selbst das merken? Werden das Personen aus Ihrer Umgebung merken und woran?« Die Frage nach erstrebten Unterschieden zum Jetzt-Zustand setzt einen Suchprozess in Gang, der in der Rundenarbeit später immer wieder aufgegriffen wird.

## *6.2 Anliegenklärung und Aufstellung*

Im Verlauf des Seminars finden immer wieder »Runden« mit kurzen Dialogen zwischen Leitung und Teilnehmern statt. Hier wird stets neu exploriert, konkretisiert, herausgearbeitet, welche Bedeutung das Anliegen für die persönliche Entwicklung hat. Ausgelöst durch die Arbeiten anderer Teilnehmer und durch die Stellvertretung in unterschiedlichen Rollen, ent-wickelt sich das persönliche Thema, und es wird deutlicher, welcher Systemausschnitt für die eigene Arbeit relevant wird. Das Gespräch direkt vor der Aufstellung ist relativ kurz und dient außer der Anliegenformulierung der Erhebung der wichtigsten Informationen zum System. Weitere Fragen ergeben sich im jeweiligen Aufstellungsprozess.

### 6.2.1 Positionierung der Stellvertreter

Die Klientin wählt aus der Gruppe Repräsentanten für die vereinbarten Systemelemente und stellt sie gesammelt und wortlos entsprechend ihrem inneren Bild auf. Danach tritt sie aus dem Bild und setzt sich zur Aufstellerin. Von da an arbeiten wir mit einer doppelten Realität: Die Klientin kann der eigenen Stellvertreterin von außen zuschauen, mit der Leiterin über das Erlebte sprechen und vorübergehend oder spätestens am Schluss selbst in das Bild hineintreten. Ich bevorzuge es, zwischen der Arbeit im Bild und dem Dialog mit der Klientin zu wechseln, eventuell lasse ich sie auch von außen Sätze zu Repräsentanten im Bild »hineinsprechen«.

### 6.2.2 Befragung der Repräsentanten

Die Stellvertreter, die in der Regel wenig Informationen über das System und die Aufstellende haben, werden zu Körperempfindungen und ihren Veränderungen, Gefühlen und Bewegungsimpulsen befragt. Zu Beginn brauchen sie eventuell Hilfestellungen, um sich lediglich auf ihre Wahrnehmungen zu konzentrieren und nicht zu kommentieren, was im Bild geschieht. Auch Dialoge zwischen den Stellvertretern werden unterbrochen, damit das Geschehen nicht den Charakter eines Rollenspiels annimmt.

## 6.3 Prozessarbeit

Als Prozessarbeit könnte man alle Interventionen bezeichnen, die im Verlauf der Aufstellung über sukzessive Einzelschritte eine Verbesserung des Befindens bei den Repräsentanten und der Aufstellenden bewirken. Die im Folgenden beschriebenen Elemente bezeichnen die Heidelberger Forscher als »optional«, insofern sie nicht zwangsläufig und in sehr unterschiedlicher Ausgestaltung zur Anwendung kommen. Sie machen aus meiner Sicht das Kernstück der Arbeit aus, sind aber nicht zu operationalisieren oder gar zu standardisieren, ergeben sie sich doch aus den Reaktionen des Klienten, weiteren Informationen aus dem Prozess und dem Erfahrungswissen der Leiterin. Die angebotenen Handlungen und Sätze könnte man unter inhaltlichen Gesichtspunkten folgenden Aspekten zuordnen:

- *Zuwendung*, z. B. Rekonstruktion und Anerkennung der historischen Wirklichkeit, soweit möglich. Dies kann z. B. in der Form stattfinden, dass bei sehr komplexen Familienkonstellationen die Klientin unter Assistenz der Leiterin der Gruppe die wichtigsten Ereignisse aus ihrer Familiengeschichte mitteilt.
- *Wahrnehmung und Annahme*, z. B. der schmerzhaften Affekte; Integration von Trauer als Gegenpol zu Dissoziation.
- *Bearbeitung von unerledigten »Geschäften«*, z. B. Integration ausgeschlossener Elemente, Würdigung, Rückgabe, Abschied usw.
- Erinnerung an erlebte und Aktivierung bisher nicht erkannter Ressourcen; Zulassen neuer Beziehungserfahrung (z. B. durch die Zeugenschaft der Therapeutin, der Gruppe).
- *Integration*, z. B. von als unvereinbar erscheinenden Selbstanteilen (Ego-State-Arbeit; Arbeit mit inneren Stimmen).
- *Bezogene Individuation* (Stierlin 1978) im Sinne von emotionaler Bindung (statt Abhängigkeit), Selbstdifferenzierung und Selbstabgrenzung (statt Distanzierung oder Aussto-

ßung), Sicherung der Generationsschranken, Stabilisierung der Ich-Grenzen.

Als elementare Prozesselemente bezeichnen Varga von Kibéd und Sparrer den »Einbezug von Ausgeschlossenem« und die »Differenzierung von Vermischtem«, also den ständigen Wechsel von Prozessen der Integration und der Unterscheidung. Für die Praxis heißt das, dass die Integration von Ausgeschlossenem und die Trennung von Kontextvermischungen aus unterschiedlichen Lebensbereichen (Herkunft, Gegenwart, Partnerschaft, Elternschaft, Beruf) tendenziell Veränderungen in Richtung Besserung für die Beteiligten zur Folge hat.

Während des Aufstellungsprozesses werden verschiedene Formen der *Stellungsarbeit* eingesetzt: Die Leiterin kann einzelnen Repräsentanten eine Positionsveränderung vorschlagen; sie kann sie einladen, ihre Position eigenständig zu verändern, indem sie eigenen Impulsen folgen; sie kann weitere Repräsentanten dazustellen lassen und im Sinne der Komplexitätsreduktion Repräsentanten wieder aus dem Bild entlassen. Diese Umstellungen dienen der Suche nach einem besseren Platz für die Stellvertreterin bzw. die Klientin. Sie können in »drastischen« Varianten auch als »diagnostischer Test« für unterschiedliche Verhaltensoptionen (z. B. »gehen« oder »bleiben«) eingesetzt werden, indem etwa einzelne Repräsentanten aufgefordert werden, sich aus dem Bild abzuwenden oder zu entfernen oder sich ihm zu nähern. Die Repräsentanten werden nach jeder Umstellung nach Veränderungen des Befindens befragt. Spätestens gegen Ende dieses Prozesses werden Sequenzen von Beziehungsarbeit mit der Protagonistin erfolgen, die je nach therapeutischer Orientierung der Leitung unterschiedliche Elemente aufweisen: beziehungsklärende Dialoge, Techniken der Ressourcenaktivierung, rituelle Handlungen und Sätze (siehe Abschn. 5.3 und 5.4).

Zusammengefasst, werden in diesen Prozesselementen Sinneswahrnehmungen, ihre Versprachlichung und Handlungen eng miteinander verwoben. Dadurch wird das Körpergedächtnis mit seinen bisherigen Erfahrungen aktiviert, woraus sich wiederum neue Schritte für körperlich spürbare alternative Lernerfahrungen ergeben. »Embodiment« meint eine stabile, körperliche Verankerung neuer Lernerfahrungen durch ein neues Körpergefühl. Diese Verankerung kann in Aufstellungen durch Aktivitäten der Gruppenmitglieder gefördert werden, zum Beispiel durch Anlehnen, Gehaltenwerden, Spüren im Rücken oder an der Seite, Gewichtabgeben, Summen etc.

## 6.4 (Vorläufiger) Abschluss

*»Die Karte ist nicht das Territorium – die Aufstellung ist nicht das Leben.«*

R. Klein (1998, S. 171)

Spätestens gegen Ende der Aufstellung stellt sich die Klientin selbst ins Bild, um es auf sich wirken zu lassen, einzelne Aspekte der Prozessarbeit selbst zu vollziehen, entlastende Sätze zu sprechen und sie körperlich zu ankern. Manche Aufsteller etablieren als Lösungsbild eine nach den heuristischen Prinzipien »geordnete« Familienkonstellation, in der sich möglichst alle Beteiligten stimmig bzw. besser fühlen. Alternativ dazu wird die Gestalt offengelassen, die nächsten Schritte werden lediglich angedeutet: In der Aufstellung bemessen diese Schritte ein paar Meter, im wirklichen Leben wurden sie eventuell seit Jahren nicht gegangen.

Im Rahmen einer Paarproblematik wurde mit der Frau in ihrem Herkunftssystem gearbeitet. Gegen Ende der Aufstellung wurde ihr Partner ihr gegenüber ins Bild gestellt. Ihre Sätze zu ihm sind z. B.: »Vielen Dank für deine Geduld, ich bleibe hier noch eine Weile stehen, und irgendwann komme ich ganz zu dir, und du wirst es merken.«

Das Lösungsbild und die gesprochenen Sätze können nicht als Handlungsanweisung konkretistisch umgesetzt werden, aber das veränderte Bild macht Hoffnung auf neue Erfahrungen – ohne dass die anderen sich ändern müssen. Eine Stabilisierung dieser Haltung und das Erproben neuer Handlungsoptionen sind bei Einbettung in einen kontinuierlichen Gruppen- bzw. Therapieprozess einfacher.

Die Aufstellung wird beendet, wenn sich etwas Neues gezeigt hat und/oder wenn sich etwas löst. Das (vorläufige) Abschlussbild zeigt eine mögliche oder vorläufige Lösung nicht statisch, sondern als Ausgangspunkt einer veränderten Wirklichkeitskonstruktion – und die zieht oft weitere Themen und neue Fragen nach sich.

Die Repräsentanten gehen mit einem bewussten Schritt aus ihren Rollen (= Entrollen). In der Regel sind außer der Klientin auch alle anderen mehr oder weniger stark affektiv am Geschehen beteiligt. Sie haben nach der Aufstellung die Möglichkeit, etwas nachzutragen, wenn die Klientin dies wünscht.

Der *Abschluss des Seminars* wird unterschiedlich ausfallen: mit einer Abschlussrunde, einem Abschlussritual, manchmal auch mit Musik. Die gegenseitige Verabschiedung nimmt hier oft den vergleichsweise längsten Zeitraum ein: Irgendwie sind zum Schluss alle ein bisschen verwandt …

# 7 Indikation und Kontraindikation

Aufstellungsseminare sind meistens frei ausgeschriebene Seminare zur Selbsterfahrung, oft unter psychotherapeutischer Leitung, sie werden aber nicht als »Ultrakurztherapie« verstanden. So gesehen, muss die Indikationsfrage zunächst nicht gestellt werden. Die Übergänge zu therapeutischen Prozessen sind jedoch fließend, und gerade in Aufstellungsseminaren finden sich auch Menschen ein, die anhaltende Probleme oder Symptome haben und von gängigen Behandlungsmethoden enttäuscht sind. Hier sind oft psychotherapeutische Kenntnisse der Gruppenleiterin gefragt. Die Frage nach indikationsspezifischen Wirkungen bei klinischen Erkrankungen kann bisher nicht beantwortet werden, entsprechende Studien liegen nicht vor. In den meisten Fällen sind die Themen jedoch persönliche oder familiäre Beziehungsprobleme, chronische Symptome und Lebensfragen.

Wie bei psychotherapeutischen Methoden generell (einschließlich übender Verfahren, z. B. Entspannungsmethoden) ist diese Arbeit bei akuten Symptomen nicht indiziert und auch gar nicht möglich, zum Beispiel wenn jemand psychotisches oder stark depressives Verhalten zeigt. Es liegen jedoch Erfahrungen mit Patienten mit klinischen Symptomen vor (siehe Abschn. 5.1). Die Vorgehensweisen sind hier entsprechend zu modifizieren und mit den ambulanten oder stationären Behandlern abzustimmen. Eine absolute Kontraindikation besteht meines Erachtens nicht, wenn die Leiterin ihre Grenzen kennt. Eine relative Kontraindikation sind ihre Erfahrung, Qualifikation und Persönlichkeit (siehe Kap. 9). Wichtig im Aufstellungsprozess sind adaptive Indikationsentscheidungen bezüglich Setting und Expositionsintensität des aufgestellten Bildes, denn Letztere sind der Belastungsfähigkeit des Klienten anzupassen. Diesbezügliches Wissen muss besonders im Ausbildungskatalog für Personen stehen, die mit Aufstellungen im nichttherapeutischen Kontext arbeiten bzw. keine psychotherapeutische Ausbildung haben. Und: Auch Psychotherapie ist kein Unternehmen, dessen Ausgang immer sicher ist (Linden u. Strauß 2012).

# 8 Formen von Systemaufstellungen

Die Entwicklungen der Aufstellungspraxis sind derzeit nicht abzusehen. Manche Vertreter setzen sich für die Aufstellungsarbeit als eigenständiges Verfahren ein, vieles deutet aber darauf hin, dass Aufstellungen zunehmend in verschiedene Beratungs- und Therapieformen integriert bzw. mit ihnen kombiniert werden. In diesem Fall werden Therapeutinnen und Therapeuten mit Ausbildung in einem »klassischen« Therapieansatz die Zusatzausbildung »Systemaufstellungen« in ihr vorhandenes Methodenrepertoire und in ihre eigenständige Arbeitsweise aufnehmen. Entsprechend gibt es schon jetzt ein großes Spektrum an unterschiedlichen Vorgehensweisen und Anwendungsbereichen.

Im Folgenden wird der Versuch gemacht, trotz der Vielfalt des Praxisfeldes einige Kriterien zusammenzustellen, nach denen sich verschiedene Vorgehensweisen beschreiben lassen. Diese Kriterien beziehen sich auf unterschiedliche Rahmenbedingungen, Schwerpunkte bei der Arbeitsmethodik und spezifische Anwendungsfelder bzw. Aufstellungsformate für Systeme. Sie werden zwangsläufig unvollständig und vorläufig bleiben.

## *8.1 Rahmenbedingungen*

Prinzipiell ist zwischen Formaten für das *Gruppen-* und *Einzelsetting* zu unterscheiden. Im Einzelsetting werden Aufstellungen mit (Playmobil-)Figuren, Bodenankern oder Stühlen vorgenommen. Die heuristischen Prinzipien gelten auch hier und haben tendenziell eine noch größere Bedeutung, da die Anwenderin auf die Rückmeldung von Repräsentanten und das Phänomen der repräsentierenden Wahrnehmung (außer dass sie sich selbst dafür zur Verfügung stellt) verzichten muss. Sie arbeitet also vorwiegend mit ihren Hypothesen aufgrund des aufgestellten Bildes. Hierfür wurden verschiedene Vorgehensweisen entwickelt (siehe z. B. De Philipp 2006; Franke 2012). Die Beschreibungen in diesem Band behandeln die Durchführung von Aufstellungen in der Gruppe.

Charakteristisch für Aufstellungsgruppen ist die relative Anonymität der Teilnehmer; entsprechend bezieht sich das klassische Aufstellungssetting auf *Gruppen von wenigen Tagen*. Aus meiner Erfahrung kommen viele Teilnehmer und Teilnehmerinnen mehrmals in längeren Abständen, manchmal über Jahre verteilt.

Im Rahmen von längeren (Therapie-)Gruppen oder Ausbildungskontexten werden in den Seminaren interaktionelle Aspekte, die größere Vertrautheit der Teilnehmerinnen, Übertragungs- und Gegenübertragungsphänomene, also gruppendynamische Aspekte, stärker als bei Einzelseminaren zum Tragen kommen. Werden sie wahr- und ihre Bedeutung ernst genommen, lassen sich Aufstellungen sehr gut auch im *Langzeitsetting* einsetzen.

## 8.2 Schwerpunkte bei der Arbeitsmethodik

### 8.2.1 Therapeutische Orientierung

Je nach *therapeutischer Herkunft* der Leitungsperson und ihrer theoretischen und methodischen Ausrichtung werden Aufstellungen inhaltlich sehr unterschiedlich gestaltet sein. Dies betrifft vor allem die Prozessarbeit im Aufstellungsgeschehen, zum Beispiel wie stark handlungsleitend die Aussagen und Handlungsimpulse der Repräsentanten sind, in welchem Maß regressive Verhaltensmuster zugelassen oder gefördert werden, welche Rolle dem Durcharbeiten »alter« gegenüber der Etablierung »neuer« Schemata zugesprochen wird. Man könnte die verschiedenen Arbeitsweisen derzeit irgendwo auf einem Feld zwischen eher »klassischen« Vorgehensweisen (z. B. J. Schneider und S. Schneider; G. Weber; B. Ulsamer), systemisch-konstruktivistischen (z. B. I. Sparrer; M. Varga von Kibéd) und systemisch-phänomenologischen Ansätzen (z. B.

G. Baxa; C. Essen; D. Drexler), körpertherapeutischen (z. B. E. Lützner-Lay) und spirituell orientierten Richtungen (z. B. H. Beaumont) positionieren. Die Leserin könnte ja eine eigene Aufstellung mit diesen »Orientierungselementen« machen, in der sie sich versuchshalber selbst positionieren kann.

### 8.2.2 Systemperspektive

*Nach der Aufstellung ist vor der Aufstellung.*

Ein faszinierender Aspekt der Aufstellungsarbeit ist, dass in den Bildern individuelle Geschichten aus dem autobiografischen Gedächtnis, generationale Phänomene aus dem kollektiven Gedächtnis und kulturelle Gedächtnisaspekte aufleuchten können. Sie interagieren miteinander und überlagern sich gegenseitig. Je nach therapeutischer Orientierung werden sich Aufsteller darin unterscheiden, welche Vorschläge sie bezüglich Fokus, Zeit- und Systemebene bevorzugt machen und inwieweit transgenerationale, kollektive und kulturelle oder gar archetypische Perspektiven einbezogen werden. Diese unterschiedlichen Perspektiven schließen sich nicht aus, im Gegenteil: Bezüglich länger dauernder Probleme und sogenannter Lebensthemen werden sich unterschiedliche Fokussierungen und mehrere Aufstellungen ergänzen (siehe Abb. 2).

Unabhängig von »Vorlieben« der Leitung sollte die Wahl des aufzustellenden Systems vor allem in Hinblick auf das Anliegen und mit der Frage erfolgen: Welche Personen oder Elemente brauche ich, um das Anliegen angemessen abzubilden, welche kann ich (erst einmal) weglassen, um den Überblick zu bewahren? Für die Visualisierung eines Paarkonflikts bestehen zum Beispiel unter anderem folgende Möglichkeiten: die Aufstellung des Gegenwartssystems durch einen oder beide Anwesenden; die Aufstellung der jeweiligen Herkunftssysteme; die Aufstellung abstrakter Systemelemente, die im Konflikt eine Rolle spielen (z. B. Repräsentanten für die beiden Personen, den jeweiligen Job, das gemeinsame Dritte); und schließlich die Kombination aus diesen Zeit- und Inhaltsebenen, wenn sich zum Beispiel beim Aufstellen des Gegenwartssystems eine Dynamik aus der Herkunft als wichtig erweist.

Schwierige biografische Erfahrungen sind häufig in systemische Zusammenhänge eingebunden. Es sind sensible Entscheidungen während der Prozessarbeit darüber notwendig, wie viele Zeit- und Erlebensebenen innerhalb einer Aufstellung »aktiviert« werden.

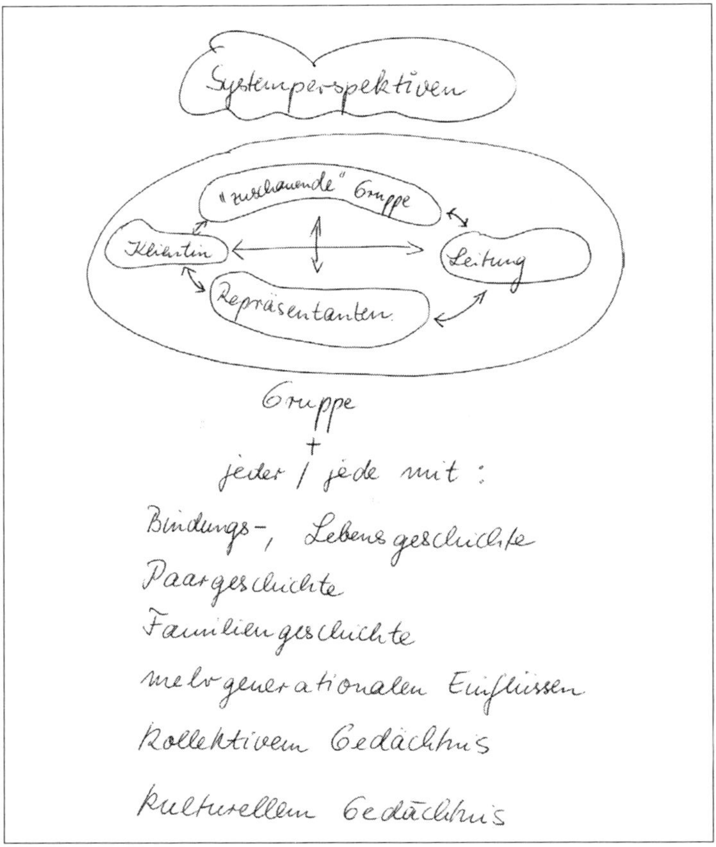


*Abb. 2: Systemperspektiven*
*(Arbeitsblatt aus einem Weiterbildungsseminar)*

Zusammengefasst, gleicht die Auswahl des Systemausschnitts dem Ziehen eines Halms aus dem Heuhaufen, das aber trotzdem nicht zufällig geschieht. Als »Knoten im Taschentuch« der Aufstellerin könnte gelten: tendenziell mit der Aufstellung des Gegenwartssystems (oder der gewünschten Zukunft) beginnen. Dies macht die aktuelle Problembeschreibung »plastisch«, zeigt lösende Schritte im Hier und Jetzt und ist herausfordernd, besonders wenn beide Partner anwesend sind. Aus dieser Anfangskonstellation können sich diagnostische Hinweise für unbewältigte Themen aus den Herkunftssystemen ergeben, mit denen man dann weiterarbeiten kann. Hilfreich ist es auch, nicht gleich »komplette« Systeme aufzustellen, sondern möglichst klein zu beginnen und die Aufstellung sukzessive um neue Aspekte zu erweitern.

### 8.2.3 Rolle der Gruppe

Ein weiteres Unterscheidungskriterium für die Arbeitsmethodik ist die *unterschiedliche Einbeziehung der Gruppe* durch die Leitung. Während in sogenannten interaktionellen Gruppenverfahren der Austausch der Teilnehmer im Hier und Jetzt und multiple Übertragungsprozesse untereinander thematisiert und als Wirkfaktor für Veränderung genutzt werden, werden diese Prozesse in Aufstellungsgruppen bewusst vermieden. Eine *klassische Aufstellungsgruppe* unterliegt einer klaren Rahmung und Leiterzentrierung, das Setting entspricht eher einer Einzelarbeit in der Gruppe. Der Hauptfokus liegt auf den dyadischen Kurzgesprächen mit der Leitung bei der Rundenarbeit und den Aufstellungen selbst. Dabei wird spontanen Reaktionen der Gruppenmitglieder, Diskussionen über das Vorgehen bei den Aufstellungen und Feedbackprozessen danach wenig Raum gegeben. Diese Beschränkung von Interaktionen auf die Leitung bringt es mit sich, dass die Teilnehmer ganz »auf sich geworfen« und weniger durch Gruppendynamiken abgelenkt sind. Bei der Aufstellung geht es dann ausschließlich um die aufstellende Person, alle anderen stehen ganz im Dienst ihres Themas und halten sich mit eigenen Beiträgen und Handlungsimpulsen zurück. Dadurch werden auch bei den Repräsentanten »strukturelle Übertragungsprozesse« begünstigt im Sinne der

> »Fähigkeit, Gefühlslagen und dynamische Prozesse zu erspüren, die mit bestimmten familiären Rollen und Prozessen in Verbindung stehen« (König 2004, S. 152).

Varianten dieses Vorgehens liegen in der stärkeren *Beteiligung der anderen Gruppenteilnehmer* auf die eine oder andere Weise. Dies betrifft zum Beispiel die Einbeziehung von Zeugen oder Hilfs-Ichs in schwierigen Situationen, die Beteiligung der Großgruppe an Ritualen oder Rückmeldungen nach Aufstellungen. Hier werden zum Beispiel von den Stellvertretern und Beobachtern eigene Konfliktthemen angesprochen, die durch eine Aufstellung aktualisiert wurden. Durch wechselseitige Identifizierungen entsteht untereinander ein starkes Gefühl von gegenseitiger Unterstützung, gemeinsamer Wirksamkeit und von Solidarität.

Gruppendynamiken werden meines Erachtens früher oder später immer auftreten, und sie sind für den Prozess nutzbar, wenn entweder eine möglichst klare Trennung der Arbeit mit Familiendynamiken von diesen Gruppenprozessen vorgenommen wird oder ihre Zusammenhänge offen mit den Teilnehmern besprochen werden.

Die Leiterin hatte eine Teilnehmerin schon in der Vorstellungsrunde freundlich unterbrochen, als sie ausführlich ihre Probleme schilderte. Im Lauf des nächsten Tages beschwerte sich die Klientin über das Leitungsverhalten und zog sich gekränkt aus dem Gruppenprozess und der Rundenarbeit zurück: Sie fühle sich übergangen und schlecht behandelt. Im Rahmen immer neuer Kontaktangebote wurde ihr vorgeschlagen, dass sich die Gruppenleiterin und sie die Meinung der Gruppe zu dem Konflikt holen könnten. Bei den Rückmeldungen erfuhr sie Zu- und Widerspruch und viel Interesse. In ihrer Reaktion auf das Feedback räumte die Leiterin ein, dass sie die Klientin wohl zu schnell unterbrochen habe, dass sie sie damit aber nicht habe kränken wollen. Die Klientin erzählte, dass sie sich gegenüber ihren Brüdern von der Mutter herabgesetzt und als Mädchen nicht gesehen gefühlt habe.

Eine Einbeziehung der Gruppe kann auch bei reflexiven Metaprozessen stattfinden, in denen Aspekte typischer familiärer Dynamiken (z. B. Parentifizierung oder Delegation) vorgestellt und anhand von Beispielen der Gruppenteilnehmer diskutiert werden. Damit wird dem Bedürfnis nach Mitteilung eigener Erfahrungen und Stellungsnahmen nachgekommen, womit diese gleichzeitig eindeutig vom Prozess der Aufstellungsarbeit getrennt werden. Auf diese Weise können Interaktionen und Arbeitsformen integriert werden, die das Erleben von Gruppensolidarität und -kohäsion intensivieren.

Und schließlich gibt es Aufstellungskonzepte, bei denen die Gruppe der Klient ist und der Aufstellungsprozess stärkenden, gemeinschaftlichen Ritualen aus schamanischen Traditionen ähnelt (Mason Boring 2009).

## 8.3 Aufstellungsformate für Systemaufstellungen – einige Beispiele

Seit den ersten Erfahrungen mit der Aufstellungsarbeit gibt es eigenständige Ausarbeitungen des Ansatzes für bestimmte Themenbereiche und Klientengruppen, von denen hier beispielhaft einige genannt werden, die seit Längerem etabliert sind. Die Beschreibungen entsprechen nicht der praktizierten Wirklichkeit, weil Aspekte der einzelnen Formate innerhalb einer Aufstellung kombiniert werden (können).

Anfang der 1990er-Jahre begann B. Hellinger, die Aufstellungsarbeit auf die Gestaltung von Arbeitsbeziehungen anzuwenden, und nannte sie »Organisationsaufstellung«. Die ersten Aufstellungen zu Fragen aus Arbeits- und Organisationskontexten machten noch deutliche Anleihen beim klassischen Aufstellungssetting, dabei wurden die heuristischen Prinzipien der Familienaufstellungen auf Organisationskontexte übertragen (Weber 2000). Diese Aufstellungsformen bieten zum Beispiel einen hilfreichen Rahmen für Fragen im Zusammenhang mit Strukturen in Organisationen, Beziehungsdynamiken zwischen Personen und ihrer Aufgabenorientierung. Schon 2003 wurde das Internationale Forum für Systemaufstellungen in Organisationen und Arbeitskontexten (infosyon e. V.) gegründet, und seither werden Systemaufstellungen für Kontexte mit beruflichen und organisatorischen Fragestellungen kontinuierlich weiterentwickelt und als Werkzeug in Beratungs- oder Managementprozesse integriert. So werden z. B. bei der Aufstellungsarbeit innerhalb von Teams – den »Management Constellations« (Rosselet u. Senoner 2010) – organisationale Aspekte selbst zum Thema. Die Frage lautet nicht mehr »Wie positioniere ich mich in meiner Funktion besser in der Organisation?«, sondern »Welche Entscheidungen müssen wir als Team treffen, damit unsere Organisation als Ganzes erfolgreich(er) wird?« Das Augenmerk richtet sich auf sämtliche Fragen im Zusammenhang mit der Lenkung, Gestaltung und Entwicklung einer Organisation, dabei werden die mit einer bestimmten Frage konfrontierten Organisationsmitglieder auch als Stellvertreter für einzelne Aspekte der sich stellenden Frage (nicht aber für andere Arbeitskollegen) aufgestellt.

Schon früh entwickelten I. Sparrer und M. Varga von Kibéd mit den *Systemischen Strukturaufstellungen* (SySt®) einen eigenständigen systemisch-konstruktivistischen Aufstellungsansatz und eine Fülle von Aufstellungsformaten für unterschiedliche Systemarten und Fragestellungen. Hierzu liegen zahlreiche Veröffentlichungen vor (z. B. Sparrer 2004, 2006, 2014; Varga von Kibéd u. Sparrer 2014).

Mitte der 1990er-Jahre begannen G. L. Baxa und C. Blumenstein mit ihrer *dialogisch-systemischen Aufstellungsarbeit*. Sie integrieren in ihren Ansatz die prozessorientierte Vorgehensweise von Virginia Satir und die Strukturaufstellungen und entwickelten Aufstellungsformate zu Symptomen, »inneren Anteilen« und »inneren Systemen« (siehe z. B. Essen 1998; Baxa 2004). Solche Formate werden vermehrt in der Aufstellungsarbeit eingesetzt und können sich inzwischen auf Erkenntnisse der Neurobiologie, der Bindungsforschung und auf verschiedene psychodynamische, hypnosystemische und körpertherapeutische Konzepte berufen (z. B. Watkins und Watkins 1997; Fritzsche u. Hartman 2013). Ein solches Format bietet sich zum Beispiel dann an, wenn bei der Anliegenklärung über besondere biografische Ereignisse (z. B. frühe Trennungserfahrungen, Unfall, Misshandlung/Missbrauch, Symptome und Erkrankungen) berichtet wird. Dabei werden, analog zu interaktionellen Dynamiken und Konflikten, auch intrapsychische Prozesse als unterschiedliche Teilpersönlichkeiten oder »Stimmen« in Szene gesetzt. Mithilfe der Externalisierung dieser Anteile wird eine therapeutische Dissoziation zwischen erwachsenem Ich und unterschiedlichen Persönlichkeitsaspekten (inneren Kindern, Impulsen, Reaktionstendenzen) möglich. Bei den *körperorientierten Aufstellungen auf der inneren Bühne, wie sie von* E. Lützner-Lay praktiziert werden, werden Arbeitsformen aus der körperorientierten Psychotherapie nach G. Downing und der psychomotorischen Therapie nach A. Pesso mit Aufstellungselementen verknüpft. Das Besondere an dieser Arbeit ist die starke Bezugnahme auf frühe, präverbale Erlebnisdimensionen, damit einhergehend eine betonte Spiegelung und Modulation von Mimik, Gestik, Körperhaltungen und die Einbeziehung körpertherapeutischer Vorgehensweisen (Übungen zu Erdung, Selbstaufmerksamkeit, Körperausdruck). Angestrebt wird sowohl die Transformation vorsprachlicher, verkörperter Traumaerfahrungen als auch Traumaarbeit im generationenübergreifenden Kontext. Dabei kommt der Gruppe als kraftvollem »Container« und als Übertragungsebene in der Parallele zur frühen Bindungsebene und den Mitgliedern als Repräsentanten, Zeugen und Mitgestaltern für heilende Rituale eine im Wortsinn tragende Rolle zu.

Bei Aufstellungen werden *Körperteile, Organe* und *Symptome* externalisiert (z. B. Hausner 2008; Lieben u. Renoldner 2011) zu dem Zweck, die Beziehung der Klientin zu ihrem Körper und zu Symptomen zu erforschen. Ähnlich wie bei den Aufstellungen von Ich-Zuständen erfolgt eine therapeutische Desidentifizierung von Person und Symptom – Letzteres kann von außen betrachtet, probeweise aus dem Bild geschickt, und es kann mit ihm interagiert werden. Dabei können sich überraschend neue Sichtweisen bezüglich der Symptomatik ergeben. Inzwischen liegen viele praktische Erfahrungen und anekdotische Berichte über Aufstellungsarbeit auch bei schweren Erkrankungen und Symptomen vor. Nach meinem Verständnis ist jedoch davor zu warnen, kausale Zusammenhänge zwischen Familiendynamiken und Krankheiten zu konstruieren. Gleichwohl kann das Sichtbarmachen und »Ordnen« systemischer Konflikte das Befinden, Verhalten und den Lebensmut der Betroffenen oft nachhaltig positiv beeinflussen. Dabei kommt auch hier dem ersten heuristischen Prinzip (»Ausschluss wirkt«) eine handlungsleitende Rolle zu. Im Unterschied zu klassischen Behandlungsmethoden, die im Zusammenhang mit Krankheitsbehandlung oft Kriegsmetaphern benutzen (die Symptome werden »bekämpft«, der Tumor wird »beschossen«), erhält die Krankheit in Aufstellungen einen Platz. Der Betroffene hat entschieden, sich ihr (und dem Sterben) zu stellen. Die Haltung des Einbeziehens gilt sehr grundsätzlich, deshalb wird diese Arbeit nicht als sogenannte Alternativmethode gesehen. Ausschluss wirkt – das gilt tendenziell auch für die Nichtachtung oder Abwertung der Schulmedizin (siehe Abschn. 4.2).

Ein ausgereiftes Konzept zur Aufstellungsarbeit bei bestimmten klinischen Symptomen liegt für die Arbeit mit Traumafolgestörungen vor (*Integrative Systemaufstellungen*, ISA, Eidmann 2009). Bewährte traumatherapeutische Methoden wie die *psychodynamisch-imaginative Traumatherapie*, PITT (Reddemann 2007), und die *Ego-State-Therapie* (Watkins u. Watkins 1997) werden mit den Standards aus Systemaufstellungen und systemischen Strukturaufstellungen zu einer traumakompatiblen Arbeitsweise integriert. Kennzeichen sind grundlegend behutsame und kooperative therapeutische Haltung und Orientierung an den Phasen der Traumabearbeitung mit Priorität von Stabilisierung (z. B. durch Ressourcenaufstellungen) vor Exposition. Entschleunigung durch Langzeitprozesse und verstärktes Containing im geschlossenen oder halb offenen Gruppensetting ermöglichen individuelles Eingehen auf Tempo und Verfassung der Teilnehmerinnen und Teilnehmer. Aufgrund dieser Faktoren sind ISA auch für komplex traumatisierte Menschen anwendbar und infolgedessen als einziger Aufstellungsansatz im traumatherapeutischen Bereich anerkannt (Özkan, Sachsse u. Streeck-Fischer 2012; Sack, Sachsse u. Schellong 2013).

Das *neuro-imaginative Gestalten*, NIG (Madelung u. Innecken 2003), verbindet Aufstellungsarbeit mit Elementen aus der Kunsttherapie und aus lösungsorientierten Ansätzen. Im Mittelpunkt des Aufstellungsprozesses steht der Umgang mit spontan erstellten Skizzen des Klienten zu seinen inneren Bildern zu dem Zweck, mit ihnen in Dialog zu treten. Diese Bilder beziehen sich auf das Anliegen und im weiteren Prozess auf Personen, innere Anteile, die Ausnahme vom Problem, Ziele oder Ressourcen. Sie werden als Bodenanker ausgelegt. Durch das Hin- und Hergehen zwischen den Skizzen und einer zusätzlichen Metaposition außerhalb des Geschehens wird eine körpernahe Reflexion des Prozesses möglich.

In Aufstellungsseminaren zur *systemischen Pädagogik* (Francke-Gricksch 2001) geht es um Themen von Eltern, Lehrern und Erziehern, ihr Rollenverständnis und ihre Haltung gegenüber den ihnen anvertrauten Kindern.

In jüngerer Zeit wird die Arbeit mit Aufstellungen zunehmend in Kontexte von *Supervision, Fortbildung* und *Fallkonferenzen* (z. B. in der Familien- und Jugendhilfe) eingesetzt. Sie ermöglicht schnelle und effektive Möglichkeiten der Bildung von Hypothesen über Klientensysteme und gleichzeitig einen Blick auf Dynamiken des Berater-Klienten-Systems (»der gute Platz für den Berater«).

Auch bezüglich *politischer Fragestellungen* und in der *Friedens-* und *Versöhnungsarbeit* haben Aufstellungen Verbreitung gefunden (siehe z. B. A. Mahr, www.mahrsysteme.de [5.1.2015]; R. Sander 2007). Sie unterstützen Menschen, die im politischen Feld und für das Gemeinwohl tätig sind und bieten u. a. die Möglichkeit, Konflikte innerhalb oder zwischen Großgruppen zu visualisieren. Modifikationen der Aufstellungsarbeit findet man bei der Arbeit mit *(Großgruppen-) Ritualen*. Van Kampenhout (2010) verbindet Aspekte von Aufstellungsarbeit, schamanische Rituale und chassidische Gesänge, um einen Zugang zu Bereichen kollektiver Traumata zu finden, wie sie durch Krieg, Holocaust, Kolonialismus und andere kollektive geschichtliche Ereignisse erzeugt worden sind. Bei *unsichtbaren Aufstellungen* (H. Beaumont, pers. Mitteilung) werden Aufstellungen angeleitet imaginiert: Durch den Verzicht auf Stellvertreter und den „direkten" Kontakt des begleitenden Therapeuten mit den inneren Bildern der Klienten werden Prozesse von Überdosierung, Konfrontation, Abschalten früher spürbar und besser steuerbar.

# 9 Kompetenzen und Haltung der Kursleiterin

*»Der Zufall trifft nur einen vorbereiteten Geist.«*
L. Pasteur

Die Frage, welche Voraussetzungen diejenigen, die Aufstellungen durchführen, erfüllen sollten, wird nicht erst seit Gründung des Dachverbands (Deutsche Gesellschaft für Systemaufstellungen, DGfS) diskutiert. Inzwischen wurden Qualitätsstandards für eine professionelle und seriöse Anwendung der Aufstellungsarbeit entwickelt, und es gibt eine Datenbank anerkannter Systemaufsteller (bei der DGfS), die die Qualitätskriterien erfüllen. Diese Kriterien beinhalten einen »Ausbildungsgang und die Beurteilung der Eignung für die Arbeit, so wie sie innerhalb von Weiterbildungen sichtbar wird«, sowie als Eingangsvoraussetzungen einen Studien- oder Berufsabschluss, mehrjährige Berufserfahrung und den Abschluss einer anerkannten Weiterbildung in einem Beratungs- oder Psychotherapieverfahren. Auch für die Anerkennung von Weiterbildungsinstituten und Lehrtrainern liegen Standards vor. Für die nachzuweisende Aufstellungs- und Lehrkompetenz werden bisher eine Auflistung beispielhafter Inhalte eines Curriculums, aber noch keine inhaltlichen Kompetenzkriterien zugrunde gelegt. Ein erster Schritt in Richtung theoretisch begründeter Curricula und einer Grundlage zur Qualitätssicherung wird von Hilzinger (2013) vorgeschlagen. Sie ermittelte Anforderungsdimensionen im Sinne von Wissen und Können, die für ein kompetentes Handeln im Aufstellungsprozess erforderlich sind. Das sind wichtige Schritte hin zu einer Klärung dessen, vor welche Denk- und Entscheidungsprozesse die Durchführenden während des Aufstellens gestellt sind.

Es herrscht Einigkeit darüber, dass das professionelle Wissen der Therapeuten über das Nur-Wissen hinausgeht. Gleichzeitig wissen wir auch, dass sich die Wirksamkeit von wie auch immer gearteten menschenbegleitenden Prozessen nicht auf Verfahren und Methoden reduzieren lässt. Menschenkenntnis, Präsenz, emotionale Kompetenz, Kritikfähigkeit, Bescheidenheit und vor allem Selbstreflexivität scheinen hier von Bedeutung zu sein. Ein fundiertes methodisches Wissen erhöht hoffentlich die Wahrscheinlichkeit, diese therapeutischen »Tugenden« zu entwickeln. Doch wie sollten sie zu lernen, wie zu lehren sein, wenn nicht am ehesten durch Erfahrung?

Hier sind wir wieder beim Streit der zwei Stimmen vom Anfang angelangt: Die eine plädiert für klare, inhaltlich ausgereifte Ausbildungscurricula und Standards, die andere glaubt nicht an diese Formen der Qualitätssicherung und Eingemeindung in gesundheitspolitische Anerkennung. Auch hier lautet die Antwort, dass sich beides ja nicht ausschließen muss. Die Aufstellungsarbeit ist vergleichsweise jung. Sie fängt gerade an, ihr bewährtes Wissen und Können theoretisch zu untermauern und zu sichern. Die Chance systembezogenen und systemischen Denkens liegt aber auch darin, dass es im professionellen und gesellschaftlichen Bereich an Relevanz gewinnt und neuen Wind in etablierte Konzepte bringt. Diese Chance kann man als »etablierter Außenseiter« am besten nutzen. In diesem Sinn schließen einige vorläufige Überlegungen an, die beide Stimmen berücksichtigen.

*Aufstellungsarbeit und Gruppenleitung sollten gelernt sein*, auch und gerade im Grenzgebiet von Beratung und Therapie. Erlebensaktivierend zu arbeiten setzt Selbsterfahrung, eine therapeutische oder beraterische Grundausbildung und/oder eine fachlich qualifizierte Weiterbildung in Aufstellungsarbeit voraus. Im Rahmen einer solchen Weiterbildung sind auch das eigene Menschenbild sowie Krankheits- bzw. Störungskonzepte zu klären bzw. zu hinterfragen.

*Ressourcenorientierung* ist hier weit mehr als ein methodisches Prinzip – sie wird wirksam, wenn die Kursleiterin sie auch lebt. Es macht einen großen Unterschied, ob ich denke, die Menschen müssen etwas lernen, haben Defizite, brauchen

Hilfe – oder ob ich überzeugt bin von Selbstheilungskräften, Ressourcen und prinzipieller Gleichrangigkeit unterschiedlicher Lösungskompetenzen. Im vorgestellten Konzept sind die Teilnehmer Experten für ihr eigenes Erleben. Sie werden als aktiv Beteiligte gesehen, die eigene Potenziale für ihre Entscheidungen und Handlungen und ein persönliches Interesse an Weiterentwicklung haben. So gesehen, übernimmt die Kursleitung die volle Verantwortung für den Prozess, die Klientin die für die Veränderung (Drexler 2012).

Das Vorgehen ist *leiterzentriert* und *direktiv*. Bei starker Fokussierung auf Einzelprozesse ist jeder Teilnehmer auf sich zurückgeworfen und umso mehr auf eine stimmige Interaktion mit der Leitungsperson angewiesen, was für diese Leitungsperson stärker als in interaktionellen Verfahren die Gefahr des Besserwissens, Vordenkens, Rechthabens in sich birgt. Unterliegt der Leiter der Verführung von Idealisierungstendenzen durch die Gruppe, kann genau das nicht stattfinden, worum es bei dieser Arbeit wesentlich geht: sich gegenseitig als jeweils eigenständige, selbstverantwortliche Personen zu respektieren, ohne den anderen manipulieren oder verändern zu wollen.

Wie in allen Therapieansätzen gibt es auch hier Hypothesen über basale familiäre Strukturen und einen Schatz an Erfahrungen mit (familiendynamischen) Mustern. Dieses Wissen dient als »Kompass« für diagnostische Überlegungen (»Knoten im Taschentuch«), ist Grundlage für mögliche Interventionen und wird den Teilnehmern mitunter auch mitgeteilt, oder es wird mit ihnen diskutiert. Wird es im Sinne normativer Festbeschreibungen und Handlungsanweisungen verwendet und werden vorgefertigte Lösungsrezepte und -sätze angeboten, sind Autoritäts- und Machtphänomenen Tür und Tor geöffnet.

Hier bewähren sich die Schulung und das Einüben einer *phänomenologischen Vorgehensweise*, wie sie Kollegen und Kolleginnen aus der Gestalttherapie und aus Körpertherapien von Grund auf lernen. Sie hilft, unmittelbar spürbare Erfahrung zu nutzen und zunächst auf eine Deutung dieser Erfahrung zu verzichten. Diese Form von Achtsamkeit richtet sich auf potenziell alles, was in einer Interaktion geschieht – verbal, nonverbal, körperlich, atmosphärisch – und bezieht entsprechende Veränderungen sowohl beim Patienten als auch bei sich selbst in eine ganzheitliche Beurteilung der Situation und der eigenen Handlungsmöglichkeiten mit ein. Sie schult nicht nur die Wahrnehmung mit allen Sinnen und im Hier und Jetzt, sondern schützt auch vor unbewusstem Ausagieren eigener (Omnipotenz-)Fantasien und Gegenübertragungen.

Die Bereitschaft, bewährte und verfestigte Denk- und Verhaltensmuster zu hinterfragen und womöglich zu verändern, steigt mit dem Maß der *affektiven Entspannung*. Ein Kursleiter, der mit emotionszentrierten Methoden arbeitet, sollte selbst keine Angst vor (starken) Emotionen haben und mit eigenen Emotionen und (Gegen-)Übertragungen gut umgehen können. Die Interventionen sollten zum Entwicklungsstand der Klientin und zum Können des Therapeuten passen. Während in klassischen Therapieausbildungen die Ausbildungskandidaten Emotionen häufig verhindern oder vermeiden wollen, ist in Aufstellungskreisen eher die Idee verbreitet, dass schon die Erzeugung intensiver Emotionen therapeutisch wirksam sei. Intensives emotionales Erleben kann aber kontraindiziert sein, zum Beispiel wenn es um traumabezogene Inhalte geht.

*Selbsterfahrung* ist die Voraussetzung für eine Ausbildung der Sinne und einen verantwortungsvollen Umgang mit den in diesem Band beschriebenen Phänomenen. Sie ist wesentliche Grundlage der Aufstellungspraxis. Mit dem häufigen Erleben von repräsentierender Wahrnehmung scheinen das Vertrauen in das eigene Erleben und das Gespür sowohl für eigene Körpersignale, Emotionen und Bedürfnisse als auch für die anderer zu wachsen. Außerdem befähigt sie mit der Zeit, passende Worte für Erlebtes zu finden, einen emotionalen Wortschatz zu entwickeln und damit auch leichter einen Zugang zur Sprache der Patienten zu finden.

Wir werden dieses junge Verfahren pflegen und weiterentwickeln müssen. Wenn ich früher wieder einmal an meinen Kompetenzen zweifelte, habe ich mich damit getröstet, dass Aufstellen wohl ein Alterswerk sei. Heute habe ich das Gefühl, man kann nicht früh genug damit anfangen.

# 10 Quo vadis, Aufstellungsarbeit?

Die Wogen blindgläubiger Idealisierungen auf der einen und heftiger Anfeindungen auf der anderen Seite haben sich inzwischen geglättet. Wir finden Aufstellungsarbeit in fast alle Beratungs- und in sehr viele Therapiekonzepte integriert, wobei mitunter auf die Verwendung des Begriffs zugunsten kontextangepasster Bezeichnungen verzichtet wird (»Systemchoreografien«, »bewegte Skulpturen«, »Serious Play« etc.). Bezüglich der inhaltlichen Orientierungen bringen Psychotherapeuten und Berater ihre Kenntnisse aus unterschiedlichen Therapieschulen in die Aufstellungsarbeit ein, was zu einer neuen Synthese von Theorien und Methoden und zu einer erfreulichen Differenzierung der Vorgehensweisen für unterschiedliche Patienten- bzw. Klientengruppen führt. Bisher spricht also vieles dafür, dass Aufstellungsaspekte zum festen Bestandteil im Methodenkanon der etablierten Psychotherapieformen werden.

Diese Art fachlicher Anerkennung ist einerseits erfreulich, birgt aber andererseits auch die Gefahr, dass die Aufstellungsarbeit einer Entwicklung im psychotherapeutischen und beraterischen Feld geopfert wird, die sich generell abzeichnet: dass sie als »Tool« kurzerhand in den Methodenkoffer manualisierter Behandlungskonzepte eingebaut wird, wie dies in den letzten Jahren z. B. mit den Achtsamkeitskonzepten geschehen ist. Damit wäre sie eines bedeutsamen Teils ihres Selbstverständnisses und möglicherweise auch eines wesentlichen Aspekts ihrer Wirksamkeit beraubt.

Hier sind die Bemühungen einer jungen Forschergeneration nicht genug zu würdigen, mit uns gemeinsam auch einen theoretischen Entwurf dessen zu entwickeln, was genau wir da eigentlich tun. So wissen wir zum Beispiel bezüglich des Phänomens der repräsentierenden Wahrnehmung noch nicht, was bei Aufstellungen eigentlich passiert. Hier gibt es Beschreibungsmodelle und Erkenntnisse angrenzender Wissenschaften, die für die Aufstellungsarbeit relevant sind. Dazu zählen z. B. die Neurowissenschaften (z. B. zur neuronalen Plastizität, zu Spiegelneuronen, zum Traumagedächtnis), die Bindungs- und Entwicklungspsychologie (z. B. zur frühen leiblichen Kommunikation) und die phänomenologische Anthropologie (z. B. zur Wahrnehmung, zum impliziten und expliziten Gedächtnis, zum Unbewussten). Theorien unterstützen uns bei der schwierigen und meistens einsamen Aufgabe, zu entscheiden, auf welche der unzähligen Möglichkeiten in einer Interaktion wir fokussieren wollen. Sie geben Orientierung, sparen Zeit, wappnen für die Herausforderungen der Praxis und geben uns eine Art Selbstsupervision. Sie schützen uns vor allgemeinen und diffusen Beschreibungen und Begrifflichkeiten und erleichtern den Dialog mit anderen Schulen. Dies wird zur Entmystifizierung dessen beitragen, was in Aufstellungen geschieht. Dass eine fruchtbare interdisziplinäre und schulenübergreifende Diskussion auch über Wirkweisen der Arbeit und ihre Anschlussfähigkeit bezüglich anderer theoretischer Konzeptionen begonnen hat, ist zahlreichen empirischen Studien (für eine Übersicht siehe Reinhard 2012), darunter auch einer RCT-Studie (Weinhold et al. 2014), zu verdanken. Ihre Ergebnisse weisen auf die Wirksamkeit von Systemaufstellungen in mehreren Bereichen und hinsichtlich zentraler Variablen psychischer Gesundheit hin.

Inwieweit in Aufstellungsbildern sinnbildlich und stellvertretend Prozesse der Versöhnung zwischen Opfern und Tätern stattfinden können und sollten, ist m. E. mit Vorsicht und unter Einbeziehung aller Betroffenen immer wieder auszuloten. Aufstellungen sind ein zutiefst deutscher Ansatz. Während der Aufstellungsboom in Deutschland abgeebbt ist, sind deutsche Aufsteller in außereuropäischen Ländern stark gefragt. Die Versuchung ist nicht von der Hand zu weisen, dass für uns durchaus stimmige Annahmen über kulturell gewachsene Strukturen »kolonial« übertragen werden und dass die eigenen Bedürfnisse (z. B. nach Versöhnung) über die Bedürfnisse der anderen Seite (z. B. nach Integration der Vermissten und

Toten – ohne die Täter) gestellt werden (siehe van Kampenhout 2007).

Individuelles Verhalten in unserem Kulturkreis wird verständlicher vor dem Hintergrund von gewachsenen Strukturen und Normen – es an diesen Strukturen zu messen halte ich für rückwärtsgewandt und ideologisch. Dies betrifft auch die möglichen Transmissionswege transgenerationaler Übertragungen. Themen, Probleme, Symptome, Fähigkeiten etc. können einerseits über verschiedene, noch nicht hinreichend bekannte Wege weitergegeben werden, vollziehen sich jedoch auch immer in lebens- und familiengeschichtlichen und im weiteren Sinn in gesellschaftlichen und zeitgeschichtlichen Entwicklungen, und an diesen sind wir selbst als Akteure beteiligt. Hier könnte Aufstellungsarbeit einen Beitrag zur Entwicklung einer familientherapeutischen Diagnostik leisten, die weit über die übliche, klassische Diagnostik hinausgeht und wie sie z. B. bei der mehrgenerationalen Familientherapie ebenfalls üblich ist. Entsprechende Settings sind aufwendig, bisherige Erfahrungen von Aufstellungen mit familiären Subsystemen (Eltern-, Geschwister-, Paar-, Familienseminare) vielversprechend.

Die beschriebenen Entwicklungen haben Implikationen für die Ausbildung. Die Nachfrage nach kompetenter Weiterbildung wächst. Eine Zusatzausbildung in Systemaufstellungen kann auch für erfahrene Psychotherapeuten und -therapeutinnen eine empfehlenswerte Erweiterung und Vertiefung ihrer beruflichen Kompetenz darstellen, unabhängig von ihrer Therapieausbildung und unabhängig davon, ob sie irgendwann selbst Aufstellungsgruppen leiten. Anders als in vielen »klassischen« Ausbildungen kann hier nämlich der Fokus verstärkt auf leibliche Erfahrung, interaktive Präsenz, Integrität, Ganzheitlichkeit und Sinnerfüllung bei der Therapeutin gelegt werden – Werte und Haltungen, die von der übrigen Lebenspraxis nicht zu trennen sind.

Es ist zu hoffen, dass der Geist der Aufstellungsarbeit weiter trägt. Dafür müssen wir die begrifflichen Möglichkeiten einer Reflexion dessen, was in Aufstellungen passiert, verbessern. Wir müssen Links finden für ein Verständnis zwischen der Innenperspektive der Aufstellerin und der Sprache des Beobachters. Eine Aufgabe der näheren Zukunft wird sein, dazu theoretische Konzepte zu entwickeln. Ausgehend von der Grundannahme, dass sich in Familien Konflikte zwischen Individuum, Gesellschaft und Kultur niederschlagen und dass wir gewachsene gesellschaftliche Normen, Werte und Beziehungsmuster in uns tragen, müssen wir uns gerade bei diesem Ansatz den radikalen Entwicklungen und Pluralisierungen unterschiedlichster Beziehungsformen stellen. Und der Frage, wie diese Formen auf familiäre und kollektive Strukturen wiederum zurückwirken werden.

# Dank

Für die inzwischen weite Verbreitung und wachsende Anerkennung der Arbeit steht eine ganze »Elterngeneration« von Aufstellerinnen und Aufstellern, die sich auch in Zeiten heftiger Kontroversen und Anfeindungen für diesen Ansatz im therapeutischen und beraterischen Feld eingesetzt haben (z. B. Guni Leila Baxa, Hunter Beaumont, Heinrich Breuer, Otto Brink, Marianne Franke-Gricksch, Eva Madelung, Albrecht Mahr, Jakob und Sieglinde Schneider, Gunthard Weber).

Schon früh haben Matthias Varga von Kibéd und Insa Sparrer den theoretischen Diskurs gesucht, und dank aktueller Forschungsarbeiten zum Thema (z. B. Hilzinger 2013; Weinhold et al. 2014) findet zunehmend auch ein wissenschaftlicher Austausch mit anderen Disziplinen über Wirkmechanismen und Wirksamkeit dieses faszinierenden Ansatzes statt.

Dass die Theorie der Praxis folgt, dass sie ihr irgendwann aber auch folgen sollte, wenn sich ein psychotherapeutischer Ansatz professionalisieren möchte, diese Einsicht habe ich unter anderem der Lektüre von Oliver Königs Buch *Familienwelten* (2004) zu verdanken. Er hat die Auffassungen aus der Aufstellungsarbeit bezüglich basaler Strukturen und Dynamiken in Familien mit Erkenntnissen der Ethnologie und Soziologie in Verbindung gebracht, und ich beziehe mich öfter auf seine Ausführungen.

Folgende Personen haben mir bei der Kurzbeschreibung ihrer Aufstellungsformate geholfen: Guni Baxa, Freda Eidmann, Marianne Franke-Gricksch, Barbara Innecken, Erika Lützner-Lay, Claude Rosselet.

Stellvertretend für alle, von denen ich weiter lerne, möchte ich Guni Leila Baxa, Hunter Beaumont und Erika Lützner-Lay besonders danken. Rudolf Kleins kritischer Durchsicht des Manuskripts verdanke ich wichtige Hinweise, ebenso dem Lektor Uli Wetz.

Gunthard Weber ist das Buch in kollegialer Verbundenheit und tiefer Freundschaft gewidmet.

# Literatur

Assmann, A. (2013): Das neue Unbehagen an der Erinnerungskultur. München (C. H. Beck).

Bar-On, D. (1989): Die Last des Schweigens. Gespräche mit Kindern von NS-Tätern. Hamburg (Körber-Stiftung).

Bateson, G. (1983): Ökologie des Geistes. Frankfurt a. M. (Suhrkamp).

Bauer, J. (2002): Das Gedächtnis des Körpers: Wie Beziehungen und Lebensstile unsere Gene steuern. Frankfurt a. M. (Eichborn).

Baxa, G. L. (2001): Aufstellungen als Übergangsritual. In: G. Weber (Hrsg.): Derselbe Wind lässt viele Drachen steigen. Systemische Lösungen im Einklang. Heidelberg (Carl-Auer), S. 130–143. [E-Book-Ausg. 2012.]

Baxa, G. L. (2004): Erfahrungen zur Arbeit mit Symptomen beim Stellen von Systemen. Vortrag beim V. Europäischen Kongress für Familientherapie und Systemische Praxis der European Family Therapy Association (EFTA), „Creating futures – systemische Dialoge in Europa, Berlin, 29.9.–2.10.2004.

Baxa, G. L., C. Essen u. A. H. Kreszmeier (Hrsg.) (2002): Verkörperungen. Systemische Aufstellung, Körperarbeit und Ritual. Heidelberg (Carl-Auer) [E-Book-Ausg. 2009].

Beaumont, H. (2008): Auf die Seele schauen. Spirituelle Psychotherapie. München (Kösel).

Boszormenyi-Nagy, I. a. B. R. Krasner (1986): Between give & take. A clinical guide to contextual therapy. New York (Brunner/Mazel).

Boszormenyi-Nagy, I. u. G. M. Spark (1990): Unsichtbare Bindungen. Stuttgart (Klett-Cotta).

Cierpka, M. (2008): Handbuch der Familiendiagnostik. Berlin (Springer).

De Philipp, W. (Hrsg.) (2006): Systemaufstellungen im Einzelsetting. Platz lassen, Raum geben. Heidelberg (Carl-Auer), 3. Aufl. 2012.

Drexler, D. (2012): Das integrierte Stressbewältigungsprogramm ISP: Manual und Materialien für Therapie und Beratung. Stuttgart) Klett-Cotta).

Drexler, D. u. R. Hilzinger (2015): Aufstellen lernen und lehren. In: K. Nazarkiewicz u. K. Kuschik (Hrsg.): Handbuch »Qualität in der Aufstellungsleitung«. Göttingen (Vandenhoeck & Ruprecht).
Downing, G. (1996): Körper und Wort in der Psychotherapie: Leitlinien für die Praxis. Freiburg im Br. (Kösel).
Eidmann, F. (2009): Trauma im Kontext: Integrative Aufstellungsarbeit in der Traumatherapie. Göttingen (Vandenhoeck & Ruprecht).
Essen, C. (1998): Familien-Stellen bei Angstsymptomatik und Panikattacken. In: G. Weber (Hrsg.): Praxis des Familien-Stellens. Heidelberg (Carl-Auer), S. 305–313.
Franke, U. (2012): Wenn ich die Augen schließe, kann ich dich sehen. Familien-Stellen in der Einzeltherapie und -beratung. Ein Handbuch für die Praxis. Heidelberg (Carl-Auer), 5. Aufl.
Franke-Gricksch, M. (2001): »Du gehörst zu uns!« Systemische Einblicke und Lösungen für Lehrer, Schüler und Eltern. Heidelberg (Carl-Auer), 5. Aufl. 2012.
Freud, S. (1913): Totem und Tabu. In: A. Freud et al. (Hrsg.): Sigmund Freud. Gesammelte Werke in achtzehn Bänden. Bd. IX: Fragen der Gesellschaft. Ursprünge der Religion. Frankfurt a. M. (Fischer), 1996.
Fritzsche, K. u. W. Hartman (2013): Einführung in die Ego-State-Therapie. Heidelberg (Carl-Auer), 2. Aufl. 2014.
Fuchs, T. (2009): Das Gehirn – ein Beziehungsorgan: Eine phänomenologisch-ökologische Konzeption. Stuttgart (Kohlhammer).
Fuchs, T. (2013): Leib und Lebensraum – Das eingebettete Selbst in der Psychotherapie. *Psychotherapeutenjournal* 2: 124–130.
Gennep, A. van (1909): Übergangsriten. Frankfurt a. M. (Campus), 3. Aufl. 2005.
Goldner, C. (2003): Der Wille zum Schicksal. Die Heilslehre des Bert Hellinger. Wien (Ueberreuter).
Grawe, G. (2004): Neuropsychotherapie. Göttingen (Hogrefe).
Greenberg, L. S. (2011): Emotionsfokussierte Therapie. München (Ernst Reinhard).
Grossmann, K. u. K. E. Grossmann (2006): Bindungen – das Gefüge psychischer Sicherheit. Stuttgart (Klett-Cotta).
Hausner, S. (2008): Auch wenn es mich das Leben kostet! Systemaufstellungen als Lösungshilfe bei Krankheiten und anhaltenden Symptomen. Heidelberg (Carl-Auer), 3., überarb. Aufl 2014.
Hellinger, B. (1993): [Seminarauszüge.] In: G. Weber (Hrsg.): Zweierlei Glück. Die systemische Psychotherapie Bert Hellingers. Heidelberg (Carl-Auer).

Hellinger, B. (2013): Ordnungen der Liebe. Ein Kursbuch. Heidelberg (Carl-Auer), 10., unveränd. Aufl.

Hilzinger, R. (2013): Kompetenzanforderungen an Systemaufsteller. Karlsruher Institut für Technologie, Fakultät für Geistes- und Sozialwissenschaften, Institut für Allgemeine Pädagogik und Berufspädagogik (Arbeit zur Erlangung des Grades Master of Arts).

Huber, M. u. R. Plassmann (Hrsg.) (2012): Transgenerationale Traumatisierung. Paderborn (Junfermann).

Husserl, E. (1950): Ideen zu einer reinen Phänomenologie und phänomenologischen Psychotherapie. I. Allgemeine Einführung in die reine Phänomenologie. (Husserliana, Bd. 3.) Den Haag (Nijhoff).

Imber-Black, E. (Hrsg.) (1995): Geheimnisse und Tabus in Familie und Familientherapie. Freiburg im Br. (Lambertus).

Imber-Black, E., J. Roberts u. R. A. Whiting (1993): Rituale. Rituale in Familien und Familientherapie. Heidelberg (Carl-Auer), 5. Aufl. 2006.

Kabat-Zinn, M. u. J. Kabat-Zinn (2011): Mit Kindern wachsen: Die Praxis der Achtsamkeit in der Familie. Freiburg im Br. (Arbor).

Kampenhout, D. van (2007): Die Tränen der Ahnen – Modifikationen der Aufstellungsarbeit bei Verfolgung, Genozid und kollektiver Traumatisierung. *Praxis der Systemaufstellung* 2: 27–31.

Kampenhout, D. van (2010): Die Tränen der Ahnen: Opfer und Täter in der kollektiven Seele. Heidelberg (Carl-Auer), 2. Aufl.

Karpel, M. A. (1980): Family cecrets. *Family Process Jounal* 19: 295–306.

Klein, R. (1998): Profanisierungen und Sakralisierungen – Zur Bedeutung von Familienaufstellungen in der Systemischen Therapie. *Zeitschrift für systemische Therapie* 16 (3): 164–174.

König, O. (1997): Geben und Nehmen. Soziologische Anmerkungen zu einem therapeutischen Konzept. *Familiendynamik* 2: 200–223.

König, O. (2004): Familienwelten. Theorie und Praxis von Familienaufstellungen. Stuttgart (Pfeiffer bei Klett-Cotta).

Levine, P. A. (2010): Sprache ohne Worte. Freiburg im Br. (Kösel).

Lieben, C. u. C. Renoldner (2011): Verzeihung, sind Sie mein Körper? Körper- und Systemaufstellungen in einer körperfernen Zeit. Freiburg im Br. (Kösel).

Linden, M. u. B. Strauß (Hrsg.) (2012): Risiken und Nebenwirkungen von Psychotherapie: Erfassung, Bewältigung, Risikovermeidung. Berlin (MWV).

Luhmann, N. (1988): Therapeutische Systeme – Fragen an Niklas Luhmann. In: F. B. Simon (Hrsg.): Lebende Systeme. Wirklichkeitskonstruktionen in der systemischen Therapie. Berlin (Springer), S.124–138.

Madelung, E. u. B. Innecken (2003): Im Bilde sein. Vom kreativen Umgang mit Aufstellungen in Einzeltherapie, Beratung, Gruppen und Selbsthilfe. Heidelberg (Carl-Auer), 3. Aufl. 2010.

Martina, J. u. D. Drexler (2004): Stationen vom Weg in ein neues Leben. In: M. Knorr (Hrsg.): Aufstellungsarbeit in sozialen und pädagogischen Berufsfeldern. Die andere Art des Helfens. Heidelberg (Carl-Auer) [E-Book-Ausg. 2010].

Mason Boring, F. (2009): Botschaften aus dem indigenen Feld: Rituelle Elemente und Zeremonien in Systemaufstellungen. Heidelberg (Carl-Auer).

Mattke, D. (2009): Grundlagen der Gruppenpsychotherapie: Sozialpsychologie und Gruppendynamik. In: D. Mattke, L. Reddemann, B. Strauß u. C. Fischer (Hrsg.): Keine Angst vor Guppen! Gruppenpsychotherapie in Praxis und Forschung. Stuttgart (Klett-Cotta).

McGoldrick, M., R. Gerson u. S. Petry (2008): Genogramme in der Familienberatung. Bern (Huber).

Minuchin, S. (1977): Familie und Familientherapie, Theorie und Praxis struktureller Familientherapie. Freiburg im Br. (Lambertus).

Niederland, W. G. (1980): Folgen der Verfolgung: Das Überlebenden-Syndrom, Seelenmord. Frankfurt a. M. (Suhrkamp).

Özkan, I., U. Sachsse u. A. Streeck-Fischer (Hrsg.) (2012): Zeit heilt nicht alle Wunden. Kompendium zur Psychotraumatologie. Göttingen (Vandenhoeck & Ruprecht).

Pesso, A. (1999): Dramaturgie des Unbewussten: Eine Einführung in die psychomotorische Therapie. Stuttgart (Klett-Cotta).

Reddemann, L. (2007): Psychodynamisch imaginative Traumatherapie: PITT® – Das Manual. Ein resilienzorientierter Ansatz in der Psychotraumatologie. Stuttgart (Klett-Cotta).

Reich, G. (2001): »Bei uns war das ganz anders!« Familiengeheimnisse und Familienmythen. *Kontext* 32: 5–19.

Reich, G., A. Massing u. M. Cierpka (2007): Praxis der psychoanalytischen Familien- und Paartherapie. Stuttgart(Kohlhammer).

Reinhard, A. (2012): Systematische Übersichtsarbeit über die Wirksamkeit von Systemaufstellungen. Institut für Psychologie der

Universität Heidelberg (unveröffentl. Qualifikationsarbeit zur Erlangung des Grades Master of Science).

Rosselet, C. u. G. Senoner (2010): Management Macht Sinn. Organisationsaufstellungen in Managementkontexten. Heidelberg (Carl-Auer).

Sack, M., U. Sachsse u. J. Schellong (Hrsg.) (2013): Komplexe Traumafolgestörungen: Diagnostik und Behandlung von Folgen schwerer Gewalt und Vernachlässigung. Stuttgart (Schattauer).

Sander, R. (2007): »Politik im Raum« – Erfahrungen und Entwicklungsperspektiven. In: S. Rosner(Hrsg.): Systemaufstellung als Aktionsforschung. Grundlagen, Anwendungsfelder, Perspektiven. München/Mering (Rainer Hampp).

Schlippe, A. von u. J. Schweitzer (2003): Lehrbuch der systemischen Therapie und Beratung. Göttingen (Vandenhoeck & Ruprecht).

Schlötter, P. (2005): Vertraute Sprache und ihre Entdeckung: Systemaufstellungen sind keine Zufallsprodukte – der empirische Nachweis. Heidelberg (Carl-Auer), 2. Aufl.

Schneider, J. R. (2014): Das Familienstellen. Grundlagen und Vorgehensweisen. (Carl-Auer), 3. Aufl.

Sparrer, I. (2001): Phänomenologische Aspekte des Konstruktivismus und konstruktivistische Aspekte der Phänomenologie. In: G. Weber (Hrsg.): Derselbe Wind lässt viele Drachen steigen. Systemische Lösungen im Einklang. Heidelberg (Carl-Auer) [E-Book-Ausg. 2012].

Sparrer, I. (2004): Wunder, Lösung und System. Lösungsfokussierte Systemische Strukturaufstellungen für Therapie und Organisationsberatung. Heidelberg (Carl-Auer), 6., überarb. Aufl. 2014.

Sparrer, I. (2006): Systemische Strukturaufstellungen. Theorie und Praxis. Heidelberg (Carl-Auer), 2., überarb. Aufl. 2009.

Sparrer, I. (2010): Einführung in Lösungsfokussierung und Systemische Strukturaufstellungen. Heidelberg (Carl-Auer), 3., unveränd. Aufl. 2014.

*Spektrum der Wissenschaft* (2/2013): Themenheft »Gene und Umwelt«.

Stierlin, H. (1976): Das Tun des Einen ist das Tun des Anderen: Eine Dynamik menschlicher Beziehungen. Frankfurt a. M. (Suhrkamp).

Stierlin, H. (1978): Delegation und Familie. Beiträge zum Heidelberger familiendynamischen Konzept. Frankfurt a. M. (Suhrkamp).

Strauß, B. (2009): Evidenzbasierte Gruppenpsychotherapie: Ergebisse der Gruppenpsychotherapieforschung. In: D. Mattke, L. Reddemann, B. Strauß u. C. Fischer (Hrsg.): Keine Angst vor Guppen! Gruppenpsychotherapie in Praxis und Forschung. Stuttgart (Klett-Cotta), S. 179-277.

Valéry, P. (2011): Ich grase meine Gehirnwiese ab: Paul Valéry und seine verborgenen Cahiers. Ausgew. und mit einem Essay von T. Stölzel. Frankfurt a. M. (Eichborn).

Varga von Kibéd, M. (2005): Ein Metakommentar. In: G. Weber, G. Schmidt u. F. B. Simon (2005): Aufstellungsarbeit revisited ... nach Hellinger?Heidelberg (Carl-Auer), 2., unveränd. Aufl. 2013, S. 200–251.

Varga von Kibéd, M. u. I. Sparrer (2008): Ganz im Gegenteil. Tetralemmaarbeit und andere Grundformen Systemischer Strukturaufstellungen – für Querdenker, und solche die es werden wollen. Heidelberg (Carl-Auer), 8. Aufl. 2014.

Watkins, J. G. u. H. H. Watkins (1997): Ego-States – Theorie und Therapie. Ein Handbuch. Heidelberg (Carl-Auer), 3., unveränd. Aufl. 2012.

Weber, G. (Hrsg.) (1993): Zweierlei Glück. Die systemische Psychotherapie Bert Hellingers. Heidelberg (Carl-Auer), 17. Aufl 2013 [ab der 15. Aufl., 2007, neuer Untertitel: Das Familenstellen Bert Hellingers].

Weber, G. (Hrsg.) (2000): Praxis der Organisationsaufstellungen. Grundlage, Prinzipien, Anwendungsbereiche. Heidelberg (Carl-Auer).

Weber, G. u. D. Drexler (2002): Familien-Stellen bei Psychosen. *Psychotherapie im Dialog* 3: 243–247.

Weber, G., G. Schmidt u. F. B. Simon (2005): Aufstellungsarbeit revisited ... nach Hellinger? Heidelberg (Carl-Auer), 2., unveränd. Aufl. 2013.

Weinhold, J., A. Bornhäuser, C. Hunger u. J. Schweitzer(2014): Dreierlei Wirksamkeit. Die Heidelberger Studie zu Systemaufstellungen. Heidelberg (Carl-Auer).

Welter-Enderlin, R. u. B. Hildenbrand (Hrsg.) (2002): Rituale – Vielfalt in Alltag und Therapie. Heidelberg (Carl-Auer), 3. Aufl. 2011.

## Über die Autorin

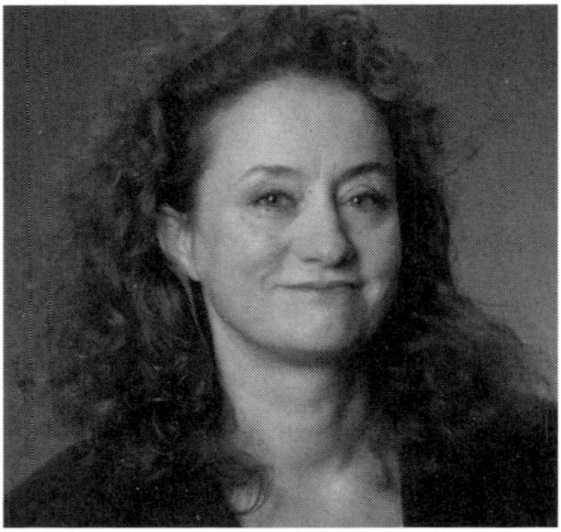

*Diana Drexler,* Dr. phil., Dipl.-Psych.; Fort- und Weiterbildungen in hypnosystemischen, humanistischen und tiefenpsychologischen Verfahren; Psychotherapeutin in eigener Praxis, Leiterin des Wieslocher Instituts für systemische Lösungen (WIsL); Lehrtherapeutin und Supervisorin für Verhaltenstherapie (GAP, AWIP), Lehrtherapeutin und lehrende Supervisorin für Systemische Therapie und Beratung (SG) und für Systemaufstellungen (DGfS).

Arbeitsschwerpunkte: Einzel-, Paar- und Familientherapie, Weiterbildungstätigkeit, Supervision.

*Kontakt: www.wieslocherinstitut.com*
*post@dianadrexler.de*

Jakob Robert Schneider

# Das Familienstellen

## Grundlagen und Vorgehensweisen

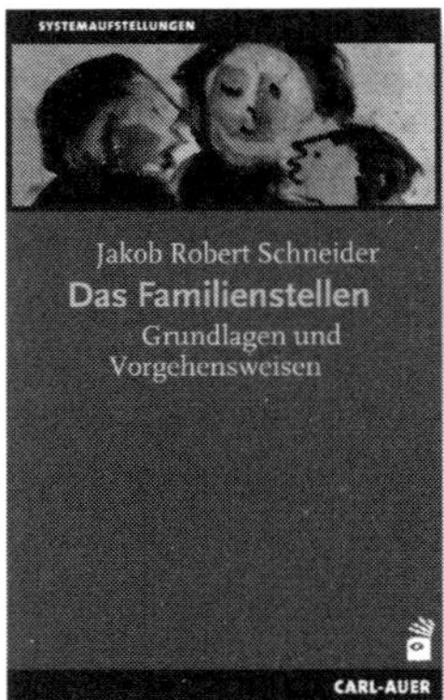


*215 Seiten, 9 Abb., Kt*
*3. Aufl. 2014*
*ISBN 978-3-89670-471-9*

Jakob Robert Schneider bietet aus seiner reichhaltigen Erfahrung einen anschaulichen und fundierten Einblick in das Familienstellen: einen Leitfaden für alle „Aufsteller", die das Familienstellen lernen oder vertiefen wollen, eine Gesprächsgrundlage für eine begründete fachliche und öffentliche Auseinandersetzung mit dieser Methode, eine Orientierung für den Laien, der sich für Problemlösungen mithilfe von Familienaufstellungen interessiert.

*„Ein gut durchstrukturiertes, stringentes, mit vielen anschaulichen und oft berührenden Fallbeispielen durchsetztes einführendes Grundlagenbuch auf dem neuesten Stand der Kunst. Es fasst die Entwicklung, die Grundprinzipien, die Fokussierungen, Haltungen und unterschiedlichen Vorgehensweisen des Familienstellens folgerichtig, differenziert und immer anregend zu lesen zusammen und rundet sie mit einigen grundsätzlichen theoretischen Erwägungen ab. Ich kenne kein Buch, das so klar, gebündelt und gleichzeitig umfassend die ganze Bandbreite der Praxis des Familienstellens beschreibt."*

Dr. Gunthard Weber

**Carl-Auer Verlag • www.carl-auer.de**